知是派 | 回归常识 重新想象
ZHISHIPAI | COMMON SENSE & IMAGINATION

命脉处方

训练血管，唤醒你的自愈力

吉训明◎著

浙江科学技术出版社

图书在版编目（CIP）数据

命脉处方：训练血管，唤醒你的自愈力 / 吉训明著 .
— 杭州：浙江科学技术出版社，2023.11
ISBN 978-7-5739-0565-9

Ⅰ . ①命… Ⅱ . ①吉… Ⅲ . ①血管疾病—防治 Ⅳ .
① R543

中国国家版本馆 CIP 数据核字 (2023) 第 048353 号

书　　名	命脉处方：训练血管，唤醒你的自愈力		
著　　者	吉训明		
出　　版	浙江科学技术出版社	E-mail	zkpress@zkpress.com
地　　址	杭州市体育场路 347 号	联系电话	0571-85176593
邮政编码	310006	印　　刷	河北鹏润印刷有限公司
开　　本	700×980 毫米 1/16	印　　张	14.5
字　　数	144 000		
版　　次	2023 年 11 月第 1 版	印　　次	2023 年 11 月第 1 次印刷
书　　号	ISBN 978-7-5739-0565-9	定　　价	69.80 元

责任编辑	唐 玲 刘 雪	责任校对	张 宁
责任美编	金 晖	责任印务	吕 琰
文字编辑	刘映雪		

谨以此书践行健康中国战略，

推进国家卒中防治百万减残工程。

目 录
CONTENTS

前　　言

但愿世间人无病，何妨架上药生尘

2018 年的一个早上，我像往常一样走在去医院的路上，突然收到一条信息：我的一个朋友跳楼自杀了。

收到这个消息后，我的第一反应，是回想起他几个月前来我所在的医院参加一个重要仪式时，我们聊过的话。

他告诉我："我眼睛出了问题，读个文件都看不清楚，到眼科医院去配眼镜，怎么也配不上合适的；而且最近一段时间整宿都睡不着觉，每天早上起来头上像顶了个锅一样，不仅头痛剧烈，还反应迟钝；颅内杂音也总是搅扰我，一会儿耳鸣，一会儿脑鸣。"

我嘱咐他："活动过后你一定要来找我，我给你做个彻底检查，这些症状八成是因为脑静脉梗阻，要抓紧。"

可是他工作繁忙，活动过后并没有来找我，我也忘记再催促他。

猛然得到他自杀的信息时，我的内心受到了非常沉重的打击。

他一个工作狂，由于不了解自己的身体，终究承受不住身体每况愈下带来的痛苦，最终崩溃而走向了绝境。

但是我，作为一个医生，明明已经发现他身上的脑卒中信号，却没有及时帮到他，这让我的内心充满了遗憾和自责。

提到脑卒中，大家可能不熟悉，但对它的俗称"中风"一定耳熟能详。

这种急性脑血管疾病，是脑部血管突然破裂或阻塞导致血液不能流入大脑而引起的脑组织损伤，分为出血性脑卒中（俗称"脑出血"）和缺血性脑卒中（俗称"脑梗死"）。脑卒中的死亡率非常高，我国每 21 秒就有一人死于脑卒中，每 5 名死亡者中就至少有一人死于脑卒中。

除了高死亡率，脑卒中还呈现出高发病率、高致残率、高复发率等特点，患者家庭还将承受高经济负担。这"五高"不仅是患者的痛苦，更是医学界面临的挑战。

不仅如此，脑梗患者常常会出现一些跟其他疾病相似的症状，这些症状容易被混淆、忽略，造成严重后果。

比如，患者出现的肢体麻木发软、走路摇晃或拿东西无力等症状，有可能被误当成颈椎病的表现；再如，头晕、饮水呛咳、恶心呕吐等反应，往往被误当成低血压、低血糖、劳累过度或者急性肠胃炎等问题的表现而被忽略；甚至不同程度的意识障碍表现也很容易被忽视——意识障碍根据其严重程度可以表现为嗜睡（白天睡眠时间过度延长，被叫醒后可以回答一些问题，又很快入睡）、昏睡（处于熟睡状态，只有强刺激后才能被唤醒，醒后答非所问）、昏迷（意识完全丧失，任何言语和疼痛刺激均不能唤醒），等等。大多数情况下，患者都是在严重昏迷后才被紧急送往医院，前面轻症的情况往往会被家属忽视，造成病情的延误。

在我国，脑卒中的现象相比其他国家更为特殊且严重，我们认真做了脑卒中的中美对照研究，发现两个问题：

第一，发病人群年龄段差异很大，中国患者的发病年龄普遍更早，脑卒中致死率、致残率比美国要高。

我国脑卒中患者中，有 40% ~ 50% 的患者处于 50 ~ 60 岁人群，而美国脑卒中患者集中所在的年龄段是 70 ~ 80 岁。

按照人的生理周期来说，低年龄段人群的体质比高年龄段好，恢复能力更强，致残率、致死率应该低一些才符合常理，但事实恰恰相反——中国的脑卒中致死率和致残率是美国的 4 ~ 5 倍。

第二，治疗方案一致，但治疗效果天差地别。

我们和美国用同一套临床指南来治疗脑卒中。但据统计，我国每年新发脑卒中患者 350 万，而且每年以 8.7% 的速度增加，脑卒中的每年复发率也达到 17%。这个发生率、复发率都是远远超过美国的。

问题到底出在哪里？

这些问题我想了很久，直到 2005 年，我以访问学者的身份到美国麻省总医院，亲身体会到了脑卒中的临床进展。

上班的第一天，我走进重症监护室后，老师就拿出一张片子给我看，他说："吉大夫，我知道首都医科大学宣武医院神经科在中国甚至世界上都是有名的，你来看看，这个患者该怎么治？"

我了解了一下情况：患者是个 70 多岁的老人，CT 显示大面积脑梗死。我回答说："按照我们常规的治疗，要给予脱水、扩容，给予抗血小板药、降血脂药、神经营养药等七八种药物。"

刚说完，他就问我："为什么用这些药？"

我有点儿尴尬地说："老师教我们就是这么用的。"

这时他又问了两个问题："你用的这些药物有循证依据吗？临床指南推荐你这么用吗？"

我就脸红了。

他告诉我："这个患者入院以后做了查体，没有找到任何危险因素。按照临床指南，我决定只给他吃一片阿司匹林，明天就让他转到附近的康复医院进行康复治疗。"

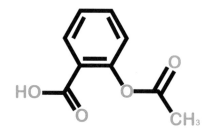

图 1　阿司匹林的分子结构

阿司匹林
分子结构式：$C_9H_8O_4$
相对分子质量：180.157
1953 年被发现具有降低血液黏稠度的作用后，
阿司匹林被广泛用于心脑血管疾病的治疗，防止血栓形成。

这件事给我的触动很大。

没有复杂的治疗方案，仅仅一片阿司匹林加上康复治疗，竟然就可以了？

当时我们在常规临床治疗中，早就习惯了给患者相对统一的标准治疗方案，遇到脑卒中就直接用。

为什么这样治疗这个患者？

方案依据在哪里？

不得不承认，我们确实缺少深入系统的思考研究，总是囫囵吞枣，简单照搬，而不是知其然知其所以然。

这次经历让我认识到，中国的脑血管病防治不能只是简单套用国际治疗指南和诊治技术，而是要搞清楚中国的脑血管病为什么高发、为什么有前面说到的那些特点，以此开发适合中国人的治疗方案。另外，一个人的力量是有限的，我们要联合和培养能够解决疑难问题的、具有创新意识的青年医学科学家，一起来解决这个神经医学难题。

回国以后，在首都医科大学宣武医院（简称宣武医院）的支持下，我们成立了宣武医院与麻省总医院合作的中美神经科学研究所，从事脑卒中的基础研究、临床转化研究以及临床研究，还特别针对脑卒中的新型治疗方法、仪器设备和药物筛选进行研究。

在医学上，根据临床特点和影像学、实验学的检查结果，缺血性脑卒中被分成 5 种不同类型，主要分类依据是病因的不同，我们把这种分型称为缺血性脑卒中病因分型（TOAST 分型）。

第一种是大动脉粥样硬化型，也就是和大动脉粥样硬化相关的脑梗死。

第二种是心源性栓塞型，即心脏来源的血栓导致了脑梗死。

第三种是小动脉闭塞型，即通过计算机断层扫描术（CT）或者磁共振检查才能发现的病灶直径在 1.5 厘米以下的腔隙性脑梗死。

第四种是其他原因型，主要指的是感染性、免疫性因素，高凝状态，遗传性血管病以及吸毒等原因造成的脑梗死。

第五种是不明原因型，是指存在一个以上病因，难以归类于以上任一种分型或目前检查手段无法确诊病因的脑梗死。

我们从这个分型可以发现：

第一，脑卒中有的是大血管出现问题，有的是小血管出现问题，问题主要集中在动脉；

第二，能查明原因的脑梗死，问题大部分不在脑部就在心脏。

其中第五种情况，我要特别说一下。

在我每天接诊的患者中，80% 症状是一样的：

晚上失眠、早起迷迷瞪瞪；后脑勺和颈部都不舒服，头又昏又沉，记忆力下降；颅内有杂音，经常耳鸣、脑鸣；等等。

不少人来就诊的时候，都会问我：

"大夫，我是不是过于焦虑了？会不会是得抑郁症、更年期综合征、神经衰弱了？"

其实，大多是脑静脉梗阻引起长期脑供血不良导致的脑功能下降。

这句话读起来大家可能觉得很拗口，但是你看这个名称"脑静脉梗阻"中两个主要的字一组合：脑梗。是不是就熟悉了？其实也就是前面说到的脑卒中的一种。

但是这个词中最重要的一个部分是：脑静脉。

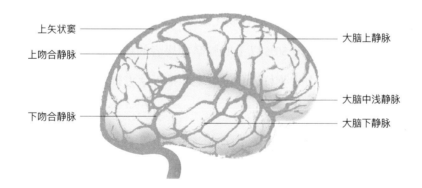

图2 大脑表面的静脉

大脑中分布着众多静脉，
脑静脉梗阻可能导致头痛、癫痫等症状。

做过神经内科检查的朋友会发现，神经内科最常见的检查项目是脑核磁共振检查和脑动脉检查。这两项检查都会忽略脑静脉病变问题，这使得一部分患者按照焦虑抑郁治疗脑静脉问题，导致病情被贻误。

我们通过进一步研究发现，同样是脑卒中，美国脑卒中患者疾病特点和中国脑卒中患者的疾病特点相比，有很多细微差别。

一是高发位置不同。

美国脑卒中患者病因主要来自颅外动脉和心脏，而中国脑卒中患者病因以颅内动脉粥样硬化问题为主。

例如，有数据显示，中国由颅内动脉粥样硬化引起的血管狭窄或闭塞导致脑卒中的患者占所有脑卒中患者的46%～56%，而美国由颅内动脉粥样硬化引起的血管狭窄或闭塞导致脑卒中的患者只占9%，比例很低。

二是中国人的颅内动脉粥样硬化高发在不易发现的颅内小血管。

我们还发现，中国50%以上的脑卒中患者的病因是颅内小血管发生粥样硬化。而颅内小血管粥样硬化通过CT是无法发现的，只有通过核磁共振才能发现。

中国60岁以上人群发生颅内动脉粥样硬化引起的脑白质变性或脑小血管病的比例在70%～95%，年龄越大，比例越高。

而在美国，这个比例只有30%～40%。也就是说，我国颅内小血管粥样硬化的发生率也是美国的两倍。

这些细节决定了从临床角度医生要考虑诊疗思路的本质差别，不能生搬硬套美国指南。

从某种程度上来说，也是这些差异导致我国脑卒中患者的平均发病年龄比美国要提前 10 岁以上——我国脑卒中患者发病年龄一般在 60 ~ 70 岁，而美国脑卒中患者发病年龄在 70 ~ 80 岁。

如何改善这种状况？

我觉得，很重要的一点是做到尽早预防，从生活方式入手，防患于未然。

毕竟在整个医学界，心脑血管疾病可防可控已经成为共识，确定差异，找出原因，预防一定是大于治疗的。

加拿大的科学家就曾经做过一个研究，通过对 600 万人进行跟踪调查，发现人们在日常生活中如果保持健康的生活方式，能够让心脑血管疾病等慢性病的发病率减少 50%，比如科学运动能够有效控制 70% ~ 80% 的慢性病。

再如科学饮食。

国际上很多年前就有不少关于高血压、糖尿病等慢性病的饮食研究，例如近些年大家比较熟知的地中海饮食。美国营养学会也评出了针对不同慢性病的饮食方案排名。临床数据已经明确证实科学饮食对于这类疾病防控的有效性。

此外，身心愉悦、充足睡眠等科学生活方式都对心脑血管疾病防控有着积极的影响，而真要做到这些，需要注意很多细节，也需要在时间的长河中点滴积累，密度和长度缺一不可。

除了预防，还要做的是"预见性治疗"。

既然如前面所说病因有这么大的不同，患者数量又如此之多，治疗方案上该如何解决这些巨大的差异呢？

如患者出现颅内动脉狭窄，我们在以往的治疗中，要么是放支架治疗，要么是做开颅的搭桥治疗。但是这两种治疗手段的效果都不太理想，这是国际多中心的临床研究结果证明过的。

同时，颅内动脉粥样硬化会带来记忆力减退、走路不稳、失眠等一系列问题，这些问题严重干扰到人们正常的工作和生活，可是又没有可以进行干预的药物。

为什么？

因为中国人颅内动脉粥样硬化的比例是美国人的五倍以上，从这个角度来说，这是我们中国人特有的问题，解决我们中国人自己的问题只能靠自己，没有模板可以借鉴。

我们来重新梳理这个问题：

无论是动脉粥样硬化引起的血管狭窄，还是广泛动脉粥样硬化引起的供血不足，归根结底都是血管粥样硬化带来的脑部区域缺血缺氧。

为什么这么说呢？

我们都知道血液中的红细胞有携带氧气的功能，它在给组织器官带去氧气的同时，还可以把组织器官产生的二氧化碳带走，相当于一个运输工，送去脑细胞需要的救援物资并带走脑细胞产生的垃圾。

当我们的血管狭窄，或者血管内的空间堵了，例如，动脉发生了粥样硬化，就会导致通过血管的血流减少了，远端器官缺血。

如果给大脑供血的血管狭窄或有斑块，大脑就会缺血，神经元就会缺血缺氧，无法进行呼吸，神经元一旦发生损伤或者死亡，就会导致严重后果。

但是，这样的问题又不是在外部氧气摄取不足的缺氧状态下形成的，通过吸氧等供氧方式来解决还是杯水车薪，因为道路还是堵的。

这么看来，这个问题是个死结——内部缺氧，外部供氧进不来，怎么办？

我们团队决定换一个思路，用全新的理念和方式来解决：

有没有一种办法可以激发人体自身抗缺血缺氧的能力，进而从内部解决问题呢？

我们都知道，如果给人体一个适度的不良刺激，它会遇强则强，被激发出抵抗这种不良刺激的能力。

疫苗就是这个原理，打仗之前先练兵——把减毒活病毒输入人体，刺激人体产生抵抗这种病毒的能力，可以提前形成内源性保护，激发人体的自愈能力。

举个最简单的例子。

我们很多家长只要发现孩子有点儿发热咳嗽，就会到医院要求医生开药，让孩子马上吃，甚至要求输液，只希望热度退得越快越好。但欧美国家大部分家长和我们国家一些爱学习、有医学常识的家长发现孩子发热时，并不会轻易让孩子吃药。

因为在他们的概念里，一方面，人体是有自愈能力的。一般的病毒性感冒，只要多喝水，注意休息，7 天左右自然就能好。如果吃感冒药，也只是缓解症状，治标不治本。另一方面，发生普通感冒时，过度用药或者激进用药的后果非常严重。全球每年大约有 200 万人死于过度用药。为了消灭细菌所使用的抗生素甚至会带来"超级细菌"，破坏人体的免疫力和自愈力。

激发人体自愈潜力的这一思路给了我们极大的启发，让我们的注意力重新回到 60 年前就开始的低氧预适应领域。

在低氧预适应这个领域，首都医科大学宣武医院已经做了 60 年研究，积累了大量研究成果。研究发现，机体重复多次遭受低氧暴露或低氧刺激，能提高低氧刺激耐受能力。

但这些研究一直都停留在科学理念层面，怎么转化成临床应用呢？

　　我们带着团队根据动脉粥样硬化狭窄堵塞引起的慢性脑缺血机制，研发了一种血管训练术，用来预防和治疗脑卒中。方式是让血管经历反复多次的安全有效的缺血（血流阻断）——阻断 5 分钟，然后再释放 5 分钟。

　　一方面，几个来回的血管刺激，能够让人体产生天然的抗缺氧缺血的物质。这些物质能够对缺血缺氧区域进行修复，促进血管侧支循环的形成和微血管数量的增加。这相当于大路堵了，小路畅通，条条大路通罗马，曲线救国。

　　另一方面，提前的缺血刺激，能够让大脑提前感受到缺氧的发生，相当于平时练兵，防患于未然。通过这种训练，大脑对缺血缺氧的耐受能力就会提高，当严重到危及安全的缺血缺氧发生时，大脑的耐受性也会更强，可以争取多一些时间进行补救治疗。

　　这样的话，尽管有动脉粥样硬化、静脉堵塞等血管问题，也能够通过提高缺血缺氧耐受和促进侧支循环形成，延缓脑卒中的发生——这就叫缺血预适应治疗。

　　预适应现象在 1963 年被首次报道；

　　1980 年，被写入高等教育规划教材；

　　2000 年，被美国国立卫生研究院（NIH）报告；

　　2004 年，首都医科大学成立了低氧研究所；

2005 年，我们有了首部关于缺血预适应的专著；

2007 年，我们研发了缺血预适应的器械并且申请了专利，之后完成了一些临床研究；

2015 年，我们获得了美国食品药品监督管理局（FDA）认证；

2021 年，我们获得了国家科学技术进步二等奖。

短短几十年里，医学界在缺血预适应领域取得了巨大的进展。

我们团队从 2005 年开始研发能够真正在临床中应用的缺血预适应治疗配套产品，逐渐找到了一种让缺血预适应日常化的新形式。

这个新形式有五大优点：

一是能够帮助高血压患者有效降压。经过训练后，血压能降低 8 ~ 10 毫米汞柱（1 毫米汞柱 =0.133 千帕，为了便于理解，本书采用临床惯用计量单位毫米汞柱，没有用国际标准计量单位千帕，下同），效果相当于中等强度的降血压药物。

二是改善心率过快或过缓。经过训练后，心率能降下来或升上来，恢复正常。

三是尽量让脉压差恢复正常。我们血压的脉压差是舒张压和收缩压的差值，这个差值一般在 40 毫米汞柱，如果这个差值超过 60 毫米汞柱就代表脉压差过大，出现这种情况，可能跟动脉粥样硬化、主动脉关闭不全、动脉导管未闭或者严重贫血有关；如果该数值小于 20 毫米汞柱，就代表脉压差减小，出现这种情况，可能跟遗传、长期饮酒、食盐较多、过度肥胖、血管弹性变差有关。训练完成后，上述因为血管因素导致的脉压差异常，会向正常值靠拢，这说明血管的舒张程度得到了改善。

四是提升血氧含量。脑血管狭窄的患者经过训练后，血氧或者脑氧会得到显著提升。

五是降低脑卒中发作频次。脑卒中患者经过训练后，轻型脑卒中（包括短暂性脑缺血发作和急性缺血性轻型脑卒中）发作频次会明显减少，胸闷、头晕的症状也会得到改善。

以上这些指标的变化可以通过医学手段检查出来，这让我们更加确信血管训练术是有效的，而且即刻可以看到训练效果。

预防大于治疗，每个普通人，都不应该轻易走到疾病生死面前，而是应该及早将苗头扼杀在摇篮里。

对于疾病，防控才是第一位的，这是我一直以来坚持的理念。

我国人口老龄化速度非常快。年龄超过 60 岁的老年人，心、脑、肺、肾等部位发生疾病的概率比年轻人要大得多，这也是我们国家医疗的重大负担。

很多中国人可能在生命的最后一个月、最后一刻，花费掉他一辈子的医疗资源。其实到了这个时候，仅仅依靠医生的治疗已经很难挽回了，积重难返，只能接受。

所以，做好生活方式管理，进行早期筛查，尽可能降低心脑血管疾病以及癌症等疾病的发生概率才是根本。

我们如果一直可以把生命时钟往回拨，那么主动权就在自己手上。

可能有人看到这里会觉得：心脑血管疾病是个老年病，我还年轻着。

其实还真不是。

这些年大家经常看到有人年纪轻轻却发生了猝死的报道，这说明年轻人也面临着极大的健康危机。最近几年，年轻人也开始注意养生了，"保温杯里泡枸杞"这句流行语就反映了他们的重视。这不是反应过度，而是数据已经告诉我们，心脑血管疾病确实越来越年轻化，大家都知道饭要一口一口吃，那疾病也不是一天就发生的。

因此，我们一直倡导这样一个观念：生命全周期健康管理。

什么叫全周期？就是身体健康是需要从生命起点就开始认真经营的，而不是只有老年人才要去面对的问题，做到预防大于治疗，生命的质量、长度可以兼得，"健康"两个字才真的有意义。就像世界卫生组织对于人体健康的明确定义和标准，即一个人只有心理、身体、运动、睡眠和思维都是健康的，才能被认定为是健康的。

对于中国人来说，我们对于健康的认知还无法达到这个标准，最重要的原因是对于疾病的早期认识和筛查还远远不够。

比如能够认识到自己已经患上高血压的人只有百分之二三十；比如有的人心理上抵触谈病，对于自己的身体关注也比较偷懒，想着过一天算一天，讳疾忌医……自己无法预判，又没有提前筛查的意识，得了病悔之晚矣。

我想，从常识角度这样讲，大家一定都能明白：人们失去健康并不是从疾病发生开始，有的人 60 岁生病，但可能在他十几二十岁时生活方式就已经开始不正确了，压力持续增加，饮食不科学，睡眠不好，缺乏锻炼。从健康到亚健康，从亚健康到亚临床，从亚临床到确诊疾病，这个漫长的过程中，一切都是积少成多的。

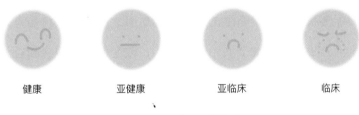

健康   亚健康   亚临床   临床

图 3   从健康到临床

所以，直面健康问题应该从对全生命周期进行管理开始，真正的健康管理需要先把抵抗疾病的能力提升起来，血管管理尤其如此。

医生的精进之路离不开学习和思考。

在我找到这套血管管理方法以前，我做动脉病变、脑血管闭塞研究时没有意识到它们之间存在的关联和区别，更没有意识到静脉也会出问题。但其实，我的门诊患者百分之七八十都跟脑静脉病变相关。后来我才慢慢发现医生不仅仅要为患者看病，更要探索医疗知识，创造更多的可能性。

我一直认为，医疗的本质是服务和关爱。

在工作中我发现，国外医生会用 40 分钟或者一个小时看一个患者，可以细细地给患者讲清楚致病原因、疾病症状和日常生活中需要注意的细节，帮助患者疏导心理压力。在这样的关怀下，真的有不少患者心理上的问题解决了，疾病也随之好了一大半，甚至连药也不用吃了。

而这一切对我们中国医生来说显然是不现实的，我们的患者数量实在太多了。但这不意味着我们就可以忽略医疗的本质，一个医生单靠听诊器和手术刀能够帮助的人是有限的，但是想患者之所想，以科普方式把医学原理、生活方式、管理细节展示给更多人，改变他们的观念和行为，受益的人会更多——这就是我最想做的。

我从小就喜欢运动，到了大学以后，我每天参加篮球运动。在大学生篮球比赛中，我在球队里面负责传球。

一个团队的成功需要伙伴之间的配合，需要传承。

我的精力是有限的，但是我希望通过对青年人的培养，培养一批有理想、有创造能力、有协作能力的青年医学科学家，为我们国家的脑卒中事业不断贡献力量。这本书里写到的内容，就是我们群策群力的成果。

　　我也希望这一项临床医学前沿的预防科学技术，能够造福更多中国人，造福亿万人，让脑卒中远离大家。我相信，经过 10 年、20 年的努力，中国的脑卒中发生率一定会得到有效控制，脑卒中这种致残率、死亡率排名第一的疾病的发生风险会不断降低。让我们的生活能够更健康、更幸福。

吉训明

2022 年 10 月

PART 01
重新认识我们的生命之河

除了头发和指甲，血管几乎遍及人全身。

从人类胚胎形成心脏和血管开始，血液就在血管中不分昼夜奔流，血管和心脏组成的血液循环系统是我们的身体赖以正常运行的命脉。如果血液循环出现了问题，我们的身体就会生病，比如我们大家都熟知的心肌梗死、脑梗死、静脉曲张等；如果血液停止了流动，心电图上显示出一条直线，生命也就此结束。

了解这套精密复杂的命脉系统，对我们来说，至关重要。

生生不息的隐秘通道

血管家族共有三大成员：动脉、静脉和毛细血管。

动脉血从心脏出发，通过动脉流向身体各个部位，一路输送氧气和营养物质给全身组织和器官；

静脉和动脉的线路恰好相反，静脉从身体各个部位汇集静脉血并输送回心脏，把器官、组织乃至细胞的代谢产物运回来。

打个不甚恰当的比方，从心脏射出的动脉血进入全身组织器官后，氧气和营养物质用得差不多了，就变成静脉血从静脉中进行回收。为啥叫血液循环呢？就是因为发放和回收形成了一个闭环。

不论是动脉还是静脉，都会不断分级分支（图4），就像我们在地图上看到的水域支流一样越分越细，直到动静脉交融，这里的血管管径只有几微米大，就是毛细血管。

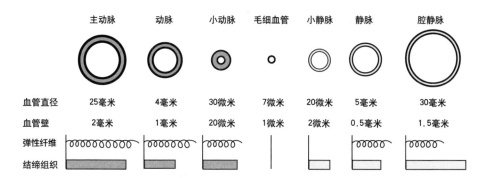

图 4　动脉、静脉、毛细血管对比

动脉是射血的通道，因此血管壁最厚，弹性也最好；
静脉是回流通道，血管壁厚度、弹性都不如动脉；
毛细血管负责深入各部位进行物质交换，血管壁最薄，弹性也最弱。

动脉和静脉：心脏的左右护法

动脉和静脉的路径、作用不同，决定了它们"长相"差异很明显。

例如，相比静脉，动脉的血管壁一般比较厚，弹性更好一些。

动脉中最粗的主动脉血管壁厚度是 2 毫米，静脉中最粗的腔静脉厚度只有 1.5 毫米；动脉血管壁厚度约为 1 毫米，是静脉血管壁厚度的两倍，毛细血管就更没法比了，最薄处只有 1 微米。

另外，血管内皮细胞中负责增加血管弹性的弹性纤维含量，动脉也明显超越静脉。

为什么会这样呢？

因为动脉本质上是射血的通道，这条通道必须坚韧，不然难当其任。

动脉一共可以分为4种：大动脉、中动脉、小动脉和微动脉，从名称上就很容易理解，大、中、小、微动脉离心脏的距离一定是由近及远的。因为心脏怦怦跳泵出来的动脉血要走遍全身，冲击力很强，就像河道上游的水流，流速汹涌，这就需要动脉有很好的弹性和延展性才能承受得住，所以动脉都很粗厚。

主动脉直接和心脏相连，当心脏收缩射血时，主动脉利用自身饱满的弹性扩张，蓄积势能；当心脏舒张时，主动脉收缩推动血液继续流动，这种方式就将心脏间断射血转变成了血液在血管中持续流淌。中动脉负责血液的调节和分配，控制身体各部位、各器官的血流量。小动脉和微动脉一方面能调节组织局部的血流量，另一方面决定了血流的外周阻力和血压。

你看，不仅要保证速度、流量，还要确保所有血流能够不受阻拦地到达目的地，同时保证道路本身的良性使用，大、中、小、微动脉是不是面面俱到？

由于动脉系统承载了心脏泵出的血液，所以血管会随着心脏的搏动而搏动。这些搏动我们可以在身体一些比较浅表的地方摸出来，比如中医的把脉，摸的就是手腕处动脉的搏动。

说到这里，大家可能对动脉有些了解了，但对静脉的认识可能还停留在抽静脉血或者俗称"打点滴"的静脉输液上。大家有没有好奇过，既然静脉血是会回流到心脏的，那么回流的动力从哪里来呢？

人体很有智慧，它另外建立的这条回流通道中流淌的静脉血，主要依靠小腿的挤压和胸腔负压回吸的力量，由低（腿部）向高（心脏）流动。静脉，顾名思义，血液只是静静地流淌。因为血液流速较慢，血压也较低，对血管的要求也就相对较低，所以静脉的血管弹性和血管壁厚度都要小一些。

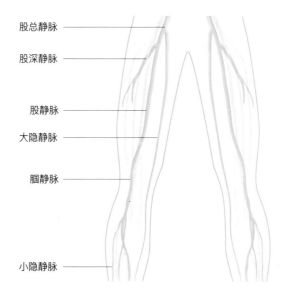

股总静脉

股深静脉

股静脉

大隐静脉

腘静脉

小隐静脉

图 5 人体下肢静脉分布

俗话说："人老腿先老。"从血液循环的角度来思考的话，
你会对这句话有更深的理解。

再如，同样受到外力伤害，一旦动脉破损血液会喷射而出，出血量大，出血速度快。如果是较大的动脉破损，甚至很难以压迫的方式止血，因此人体"很聪明"地把动脉都藏在较深层或较隐蔽的部位，比如肘窝、腋窝、腘窝等，以保证动脉不易被误伤。

而静脉的出血方式主要是涌血或者渗血，出血量较小，出血速度也较慢，可通过压迫进行止血。相较动脉而言，静脉分布的位置都比较浅。

也是基于动脉和静脉如此大的差别，很多年里我们在临床上非常重视动脉出现的问题，比如动脉瘤、冠心病、脑卒中等危急重症，往往忽略静脉的问题。但静脉并不总是像它的名字一样那么安静平稳，也会造成很棘手的麻烦。

被误解的静脉

患者信息		
性别：男	年龄：17 岁	身份：高中生
治疗经历		
早期症状：突发头晕，恶心呕吐，眼底水肿，癫痫发作。 病因：头部静脉血栓导致血管堵塞。 初步治疗情况：采用常规颈动脉血栓治疗方案，溶栓无效，患者头痛、胸痛加剧。 后续治疗情况：从颈静脉穿刺，经静脉窦给药，用导管辅助慢慢溶栓，患者被成功救治。		

2000 年的一天，一位 17 岁的高中生从辽宁转到我们医院就诊。

此前，他突然头痛、恶心呕吐、眼底水肿，被送到当地医院后检查发现是头部静脉血栓导致血管堵塞。

当时医疗界没有对动脉血栓和静脉血栓做细致的区分，只好用常规动脉血栓治疗方式治疗静脉血栓。大家了解前面说到的动脉和静脉的区别就会知道，它们的弹性、厚度等都不同，效果会有差异。

比如动脉堵塞可以进行搭桥，但静脉搭桥往往都会失败。

再如动脉血栓一旦形成，急性动脉溶栓治疗必须在 4.5 小时内完成，手术取栓一般在发病 24 小时内必须完成。一般来说，发病后越早治疗效果越好，超过这些时间，患者的脑组织缺血可能会进一步加重，梗死面积进一步加大，进而造成瘫痪或死亡。但静脉发生血栓后，进展的时间会比较长，患者不会立马瘫痪，这也导致很多人认为静脉血栓并不严重，从而有所忽视，其实静脉血栓也会引起患者终身瘫痪。

种种因素导致静脉血栓重症患者的死亡率一直居高不下。

这个男孩在当地医院治疗无效，抱着最后一线希望到我们医院来。

一开始我们也是按照动脉溶栓的方法治，但患者头痛加剧、癫痫发作，病情进一步加重，最终我们只能告诉他的家人溶栓治疗无效，相当于判处了死刑。

听完我们的话，男孩母亲当时就瘫在了地上。

这个男孩是家中独子，我们实在不忍心看到一个年轻的孩子就这样失去生命，一个家庭承受这样悲惨的结局。

如果还是按照以前的治疗方式从颈动脉给药，药是到不了颅内静脉的，所以我们果断改变治疗方案，打破常规，从颈静脉穿刺，经静脉窦给药，用导管辅助，直接沿着静脉将药送达梗阻区域，进行局部溶栓。

当时没有专门的静脉溶栓器械，我们只能小心监护，慢慢溶栓。每天溶五六个小时，连续溶3天。

由于血栓太多，如果只溶一点点，血栓不会马上掉下来，血管很容易又被堵上了；如果大量溶栓，速度太快会造成患者全身出血，所以只能慢慢溶，每天观察，然后再做手术。

当时整个过程非常艰难，患者也很遭罪，好在溶栓进行3天后，总算把孩子救回来了。

这个男孩后来顺顺利利考上了大学，接着毕业、工作、成家，当了父亲，生活美满，家庭幸福，每次来北京开会就一定会来找我。

那次救治的成功也让我开始反思：我们不但忽视了大脑静脉，而且对它有很深的误解。

大脑，是人类迄今为止最为陌生的研究领域，它的复杂性为研究它的人类提供了庞大的舞台。当时我们对于大脑血管的研究多集中在动脉，占据了大脑 1/3 的脑静脉领域就像一片沉静的蓝海，罕有人至。对静脉领域进行深入研究一段时间后，我才发现，原本基于动脉而对静脉产生的认识，很多是错的。我们不能再用常规的动脉血栓治疗方式治疗静脉的问题，而要根据静脉的特点蹚出一条全新的医治之路。

这条路是什么？和毛细血管也有关系。

毛细血管：血液旅程的最后一公里

如果我们把人体内的血管系统想象成一棵大树，那就可以把动脉和静脉看作树干和略粗的树枝，它们比较粗，通过的血流量也比较大，而无数的细小枝杈就是毛细血管。

毛细血管虽然非常小，小到血管直径只有 7 微米，血管壁上只有一层薄薄的 1 微米的内皮细胞，没有弹性纤维也没有什么结缔组织，有的甚至只能通过一个红细胞，但作用一点也不比动脉和静脉的小。因为细小恰好是毛细血管的优势，只有血管够细，才可能深入我们身体的每一个组织和细胞间隙，进入动脉和静脉都无法深入的部位进行物质交换，打通"最后一公里"，提供细胞、组织需要的营养。

在我们的身体里，毛细血管数量庞大，几乎无处不在。有时候，我们不小心把手擦破皮出点儿血，不小心磕碰到哪里或者拍打身体部位出现小红点，都是毛细血管破裂后流血的表现。

同时，活动越多的部位，毛细血管分布得也就越丰富，所以心脏是我们人体毛细血管最丰富的器官。

每一滴血从心脏出发，都会有其特定的任务和目的地。

不管目的地的位置远近，路径都是同样的：血液从心脏出发，携带着氧气和营养物质，通过大动脉、中动脉、小动脉、微动脉，再到毛细血管，直至抵达需要前往的组织或者细胞，卸下氧气和营养物质，带上交换过来的二氧化碳和废弃物，又开始沿着毛细血管，通过较小的静脉，再到大的静脉，一路排出废物，一步步重新回到心脏。

这就是一滴血的血管之旅。

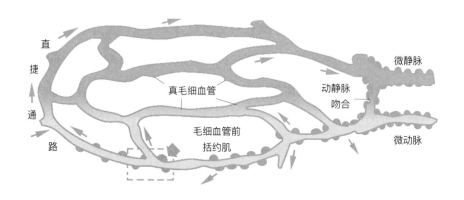

图 6　微循环

微循环是微动脉与微静脉在毛细血管中的循环，
是最"基层"的血液循环。

血管是血液流动的通道。

在"血管家族"中，有3个成员：动脉、静脉、毛细血管。

1. 什么是动脉？

动脉是血液从心脏流向各组织器官，输送氧气和营养物质的通道，因为血液在动脉中冲击力强，所以它的血管壁在3个成员中最厚，弹性也最强。

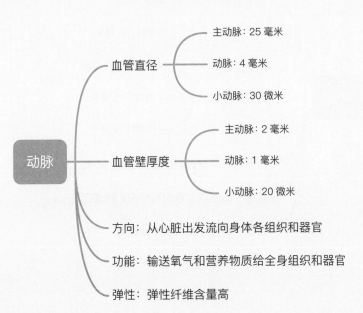

2. 什么是静脉？

　　静脉是血液从各组织器官回流向心脏、带回代谢产物的通道，因为血液在静脉中"静静地流淌"，所以它并没有非常厚的血管壁和非常强的弹性。

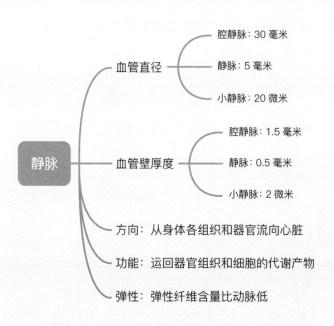

3. 什么是毛细血管?

毛细血管是动脉和静脉的分支,凭借细小的形态,它解决了"动脉和静脉不能够深入组织器官深处"的问题,可以在动、静脉不能触及的地方进行物质交换。因为形态和功能的需要,毛细血管非常脆弱,几乎没有弹性。

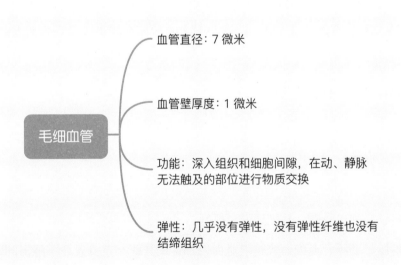

血管直径:7 微米

血管壁厚度:1 微米

毛细血管

功能:深入组织和细胞间隙,在动、静脉无法触及的部位进行物质交换

弹性:几乎没有弹性,没有弹性纤维也没有结缔组织

什么是血管

爱出者爱返：血液循环联盟

　　血液在血管中周而复始的过程在医学上被称为"血液循环"，它一方面为全身运输营养物质，另一方面带走废弃物维持我们身体内环境的相对稳定，保证新陈代谢持续进行，可以说一手抓繁荣，一手抓稳定，两手都要硬，缺了哪个都会出现问题。而这个强大的循环系统是依靠众多盟友的力量实现的。

　　具体来说，有以下几点：

线路完善是基本

　　打铁必须自身硬，基础建设要抓好。

　　静脉、动脉、毛细血管这三类血管都各司其职，自身建设不能出问题，如果动脉堵了、静脉瓣松了、毛细血管断了，循环卡住，组织细胞的营养进不去，废物出不来，结果可想而知。

动力核心要稳定

揽这么大一个瓷器活儿，必须有个金刚钻。

血液循环的金刚钻就是"动力泵"——心脏。

它 24 小时不间断收缩，通过发达的肌肉，不断把血液吸入和压出心脏，给血管中的血液提供动力，使血液流向全身各处。如果没有这个"泵"，血管里的血液就会停滞不前。

具体来说，心脏是个结构非常复杂的器官，分为左右两个心房和左右两个心室。血液在心脏及全身的循环过程见图 7。

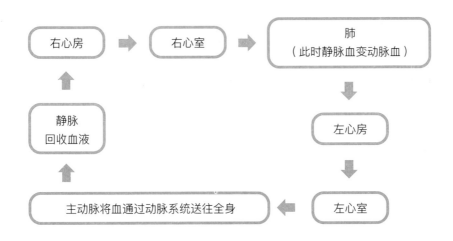

图 7　血液在心脏及全身的循环过程

每一次心脏舒张，血液都会从心房流到心室，右心房的静脉血流到右心室，左心房的动脉血流到左心室；每一次的心脏收缩，则是把两个心室的血加速射出去，比如右心室的血液射向肺部血管，去肺里进行氧气交换，左心室的血射向主动脉（大动脉），让血液有足够的动能，以便更好地流向远方，给身体组织器官带去氧气和营养物质。

值得一提的是，在主动脉的根部，有一条我们常常听说的动脉——冠状动脉，也就是"冠心病"里面的"冠"字所指。这条血管与心脏机能密切相关，因为它是唯一为心脏供血的血管——在心脏收缩将血液送入主动脉的第一时间获得大量血液输送给心脏，保证心脏充足的营养。

一旦冠状动脉结构和功能出现异常，心肌就有可能缺血缺氧，导致心肌坏死，心脏的泵血功能发挥受限。

冠状动脉粥样硬化性心脏病，也就是我们日常生活中所提到的冠心病，就是因为冠状动脉发生粥样硬化病变，导致冠状动脉血管腔狭窄或者被阻塞，输送给心肌的血流就会大大减少，容易造成心肌缺血、缺氧，甚至会出现心肌组织坏死，从而导致心脏功能的异常。

协作盟友也要硬气

长期有效的协作机制才能为血液循环提供有力保障。

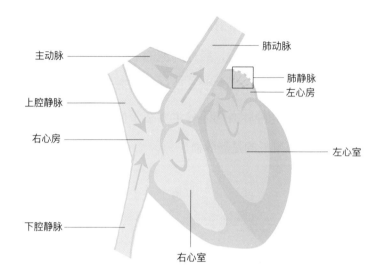

主动脉

肺动脉

上腔静脉

肺静脉
左心房

右心房

左心室

下腔静脉

右心室

图 8　心脏中的血液循环

俗话说"人是铁饭是钢，一顿不吃饿得慌"，心脏吃不吃得饱，
很多时候要看心脏中的血液循环好不好，
血管不好，"饭"进不来，"金刚钻"也得歇菜。

血液循环过程中，静脉血携带废物返回心脏，但是之后心脏就会射出携带营养物质和氧气的动脉血，血液内的物质从废物变成氧气和营养物质，这中间发生了什么？这个"点石成金"的过程是谁实现的？

获取氧气依靠的是外交大臣——肺。

想一下刚才我们讲的血液循环图（图 7）。

其中，右心室→肺→左心房的过程，就是血液在肺中进行气体交换的过程。

　　具体来说，当血液从右心室射向肺部血管时，此时的血是富含二氧化碳的静脉血。这些血液来到肺后，经过肺泡的氧合过程，就可以将二氧化碳抛弃在肺中，同时带走肺中的氧气。这样，血液流出肺时就变成了富含氧气的动脉血。动脉血和静脉血的区分主要在于血液中的氧气含量，含氧量高的是动脉血，含氧量低的是静脉血。

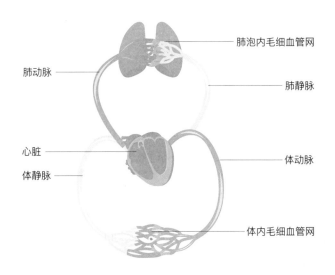

肺动脉　　　　　　　　　　肺泡内毛细血管网

肺静脉

心脏　　　　　　　体动脉

体静脉

体内毛细血管网

图 9　血液循环

二氧化碳被留在肺里，同时氧气被带入血液。

　　而对于肺中高浓度的二氧化碳，不要担心，它会在我们呼气时被排出。同时我们在吸气的时候又能吸进富含氧气的空气。以此循环往复，身体源源不断地得到氧气。

所以，总结一句，肺对于血液循环非常重要，因为它保障了血液中二氧化碳的排出和新鲜氧气的供应。

肺这么努力，也因为它和心脏一荣俱荣，它需要心脏射血给予的营养，这份营养供应是通过支气管动脉实现的。

类似于冠状动脉的运动，在心肌收缩把血液射入主动脉的同时，一部分血液被推进支气管动脉当中，运输到呼吸系统，来为呼吸系统提供充足血液，从而保证呼吸系统功能的正常进行。

同样，一旦支气管动脉结构、功能异常，就会严重影响呼吸系统的营养供应，从而导致人体呼吸系统功能异常，无法摄取足够的氧气。氧含量低的血液到达身体各组织器官，不能满足其对氧气的需求而导致功能无法正常发挥，最终会影响生命活动的正常进行。

一副多米诺骨牌早就排列其中，一切的本质都是交换对不对？

获取营养依靠的是内务大臣——肠道。

和肺一样，肠道从血供中获得动力，与此同时，吃进去的食物通过消化系统消化后，营养物质会通过肠道的毛细血管网进入血液。

静脉血带着这部分营养物质回到心脏，再到肺部进行氧合作用，变成富含氧气和营养物质的动脉血，回到心脏再次开启新的一轮血液循环。

氧气有了，营养物质也有了，那么进入静脉的新陈代谢废弃物是怎么被清除出去的呢？

清除废物依靠的是监察大使——肾脏。

血液通过肾动脉进入肾脏后，一方面给肾脏输送氧气和营养物质，另一方面借助肾小球的滤过功能（图10）把人体新陈代谢产生的废弃物从血液中清除出去，并以尿液的形式排出体外。

这也是为什么我们在常规体检中除了验血，还会验尿。废弃物检测是多么直观的人体生理健康晴雨表啊！

为了让血液中的垃圾充分清除，心脏可是下了血本的，它会将全身血液的约1/4提供给肾脏，用得狠，给得足，才能洗得干净。

这种情况下，一旦肾动脉出现问题，肾脏供血不足，不但会导致我们定期排尿量减少，体内液体过多导致高血压，还有可能会因为缺氧缺血，导致肾脏组织坏死，引起肾衰竭，甚至尿毒症。

回顾这个大循环我们会发现，心脏和肺、肾脏、肠道的关系本质就是"交换"，我给你们资源，你们为我提供转化、加工、净化的技术，互惠互利，合作共赢。在这盘大棋中，只有沟通流畅才能保证血液循环运行有序稳定，繁荣昌盛。一旦看似不起眼的动脉、静脉和毛细血管出了差错，整个系统很可能命悬一线。

无论是冠状动脉、支气管动脉还是肾动脉出了问题，让脏器吃不上饭，一副多米诺骨牌就悄然启动了，小则脏器衰竭自动出局，大则满盘皆输。

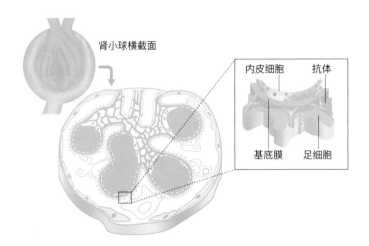

肾小球横截面

内皮细胞　抗体

基底膜　足细胞

图 10　肾小球的滤过功能

肾小球的滤过功能对清除血液垃圾有很大的作用。

可见，要想富先修路，这个道理放在健康管理上也行得通，健康第一步——血管健康，血路通畅。

血液从心脏出发，携带氧气和营养物质，通过动脉和毛细血管，到达组织器官。然后，血液带着代谢后的产物，沿着毛细血管、静脉返回心脏。这个周而复始的过程叫作血液循环。

整个血液循环系统涉及三个方面：血管、心脏，其他参与循环的组织器官。

1. 血管在血液循环中的作用

血管是血液循环的线路，是维持血液循环的"基础设施"。关于血管的内容，在前面已经提到，感兴趣的读者可以去"什么是血管(第 31 ~ 33 页)"部分进行查阅。

2. 心脏在血液循环中的作用

心脏是整个血液循环系统的动力核心，通过收缩，大量射出血液，为血液循环提供动力。

动力核心——心脏

功能：
通过收缩，吸入和射出血液，为血液提供动力

循环过程：
静脉回收血液→右心房→右心室→肺（此时静脉血变成动脉血）→左心房→左心室→动脉将血液运往全身

什么是血液循环系统

3. 其他组织器官在血液循环中的作用

除了血管和心脏外，还有其他组织器官协助参与了血液循环，主要有肺、肠道和肾脏。它们负责对血液进行转化、加工和净化。

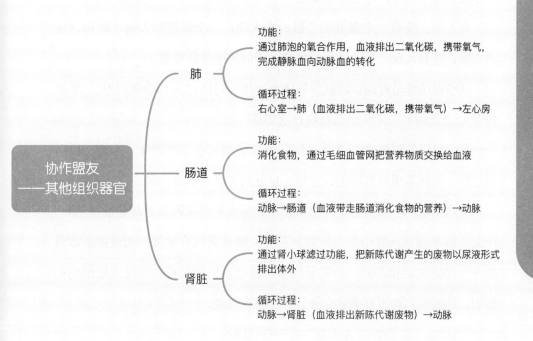

协作盟友
——其他组织器官

肺

功能：
通过肺泡的氧合作用，血液排出二氧化碳，携带氧气，完成静脉血向动脉血的转化

循环过程：
右心室→肺（血液排出二氧化碳，携带氧气）→左心房

肠道

功能：
消化食物，通过毛细血管网把营养物质交换给血液

循环过程：
动脉→肠道（血液带走肠道消化食物的营养）→动脉

肾脏

功能：
通过肾小球滤过功能，把新陈代谢产生的废物以尿液形式排出体外

循环过程：
动脉→肾脏（血液排出新陈代谢废物）→动脉

什么是血液循环系统

血管好，人不老

要想健康长寿，什么最重要呢？

有人说，要有一个强健的心脏；有人说，一个聪慧的大脑才能保证生活质量；也有人说，要注意保护脊柱，骨骼健康非常重要。

这些说法都是对的，但医学界还有这样一句话："人与动脉同寿。"早在19世纪，法国名医卡萨尼斯就说过这句话。

我们可以这样理解：人体动脉随着年龄增长会不断硬化、阻塞，最后当心脏、大脑等重要脏器梗死之日，也就到了寿终正寝之时。

再回顾咱们在前面讲过的血液循环，所有脏器获取营养都是通过动脉，比如心脏从冠状动脉中的血液获取营养，肺从支气管动脉中的血液获取营养……动脉功能状态好，意味着能够及时把氧气和营养物质输送给细胞和组织，让五脏六腑得到丰富滋养，充分发挥功能。

可以说，"血管好，人不老"是有些道理的。

血管衰老是有信号的

我们怎么才能知道血管开始出问题，开始衰老了呢？

说实话，血管衰老是悄无声息的。

在长期的临床工作中，我们发现血管问题前期很难被发现，因为很少有特别明显的症状。即便有症状，也很容易被忽略，比如手脚发凉、肢体麻木，这些都可能是远端小血管出现问题，但因为症状较轻，人们可能都没太当回事，也没有做相应的生活方式的改善。

等发展到明显症状时，血管问题可能已经变得非常严重了。

患者信息	
性别：男	身份：朋友的父亲
治疗经历	
症状：脸部、腿部浮肿，尿液中有很多细小白色泡沫。 病因：尿蛋白偏高，肾脏因长期血压高导致滤过功能受损。	
启示	
血管问题要提前预防，等察觉到问题可能已经非常严重。	

　　我有一个朋友也是医生，一次他无意中发现家里老父亲的脸部和腿部有点儿浮肿。我们医生都知道，浮肿是个不良信号。他就留心了，日常细细观察父亲身体各方面的表现。直到有一天，他看到父亲尿液中有很多细小的白色泡沫，怀疑是蛋白尿，于是就带着老人到医院挂号做了检查。

　　检查结果果然显示老人尿蛋白偏高，也就是尿液中的蛋白质含量偏高。

　　健康人的尿液是不含蛋白质或者只含有微量蛋白质的，因为蛋白质是个好东西，并且一般来说分子量比较大。肾脏就像血液的滤网一样，从血液中取其精华、弃其糟粕，把一些血液中有用的大分子物质留在身体里使用，把一些分子量比较小的无机盐或者代谢废弃物滤出，随着尿液排出体外。

　　现在，蛋白质反而被滤出来了，说明什么？肾脏的滤过功能受损，大分子的蛋白质被漏出来了。

　　我的朋友很纳闷：父亲身体一直很好，怎么会突然出现肾脏损伤？

　　再做进一步检查后才发现，父亲已经患上了高血压，但因为一直不知情，没有每日量血压的习惯，更没有服药控制血压。全身血管一直处在高压状态下，而肾脏又参与血压的调节，时间长了，入肾的血管血压升高，血管变细，血流变小，肾脏就因为缺血发生损伤，继而影响滤过功能。这才是他尿蛋白偏高的主要原因。

我们来总结一下，从血管损伤到肾脏功能受损分几步（图 11）。

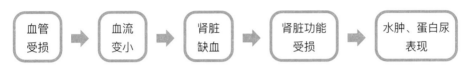

| 血管受损 | → | 血流变小 | → | 肾脏缺血 | → | 肾脏功能受损 | → | 水肿、蛋白尿表现 |

图 11　肾脏的受损过程

肾脏损伤只是高血压的并发症之一。除此之外，更常见的是高血压带来的心脑血管的急性并发症，比如突然脑出血或者突然心绞痛，不从源头上解决血管问题，一系列并发症都难以避免。

大家不要觉得我说的这个例子是老年人的，好像和年轻人没有关系。目前，中国患心脑血管疾病的患者有近 2.3 亿人，也就是说每 5 个成年人中就有一个患有心脑血管疾病。每年有近 300 万人死于心脑血管疾病，几乎占了我国每年总死亡人数的 1/3，平均每 10 秒钟就有一个人死于心脑血管疾病。

不论是在我国，还是在全世界，心脑血管疾病不仅每年死亡人数都居首位，而且逐年呈现年轻化、多发的趋势。

很多放射科的医生发现，最近几年到科室拍片子的脑梗死、心肌梗死患者，有些才三四十岁。而高血压、糖尿病，也向中青年人蔓延。

不要仗着自己年轻就掉以轻心，血管年龄的增长时间可不是按照自然刻度来的，越早知道这一点，越早受益。

好血管的三个标准

我们来看看什么样的血管才算是好的年轻的血管。

好血管的标准有三点：弹、滑、整。我们一个一个来讲。

一是弹。

血管弹性好，代表血管的收缩和舒张功能好，这意味着血管可以更好地调节器官和组织的血流量。帮助动脉进行扩张或回缩的主要是血管中的弹性纤维。

我们想想，心脏是间断射血的，会经历舒张（储存血液）和收缩（射出血液）。舒张时心脏是不射血的，但是我们的器官却需要持续的血流量，大脑几乎一刻都不能缺血缺氧，这中间依赖的是什么？

依赖的就是血管的弹性。

当心脏收缩射血时，血液涌向大动脉，这里面，有 1/3 的血液继续向前冲，剩下 2/3 的血液储存在大动脉中，使大动脉的管壁扩张。当心脏进入舒张期不射血时，动脉扩张的管壁开始渐渐回缩，利用回弹能力继续给血液一个动力，推动血液持续向前。这样就形成了血管中源源不断的血流，而不是像心脏射血那样只产生一下一下断点式的血流。

所以血管只有弹性够好，才可以供给组织器官源源不断的血流。

动脉的结构保证它具有弹性储血的功能（图 12）。如果动脉发生硬化，不再具有弹性储存血液的功能，那么我们远端的组织器官就有可能会一下有血，一下没血。这种脉冲式的血流供应，可能会造成大脑血流供应不上从而使患者发生晕厥。不仅如此，如果动脉发生硬化，还可能使血管中的弹性纤维断裂，导致动脉瘤，严重时可危及生命。

随着年龄的增长，血管中的结缔组织及胶原纤维含量增多，弹性纤维不断减少、断裂，内皮细胞在人体衰老的过程中不断肥大，血管平滑肌细胞数量减少，这都会使得血管壁慢慢变得僵硬。

所以，年轻的血管比年老的血管有更好的弹性，随着正常的生命进程，血管会趋于老化，这是不可避免的。但我们能做的是，控制危害血管的因素，放缓血管老化的进程。

血管弹性出问题时，有什么明显的表现呢？

最明显的表现就是血压问题。最常见的是脉压差过大的情况，比如说高血压 160 毫米汞柱，低血压 60 毫米汞柱，中间差了 100 毫米汞柱。吃降压药低压受不了，不吃药高压下不来，怎么办？难住了。

这个问题的根源就在于血管缺乏弹性，具体怎么解决我们会在第二章关于高血压饮食建议的部分为大家讲明。

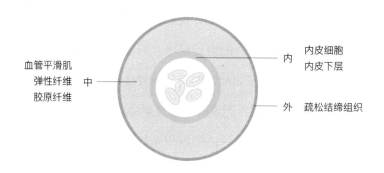

血管平滑肌　　中　　内　内皮细胞
弹性纤维　　　　　　　　内皮下层
胶原纤维

外　疏松结缔组织

图 12　动脉的剖面及分层

动脉中层属于弹力层，成分主要是胶原纤维、弹性纤维和平滑肌。

二是滑。

好的血管内部就像软水管的内壁一样光滑，看不到什么杂质，所以血液可以在里面畅通无阻地流动，没有丝毫阻碍。

堵塞血管的可能是血栓，也可能是斑块。要想让道路通畅，有可能需要手术干预，比如用支架撑开血管的拥堵路段，或者采取手术取栓、内膜剥脱取斑块等办法。

如果不注意保护血管，血管就如同使用久了的水管会生锈、有水垢附着一样，也会有脂质黏着、积聚在血管内壁上，形成像黄色小米粥一样的斑块，阻碍血流通过。斑块的体积大小直接影响了管腔的内径，斑块体积大，占据的血管内径就更多，使得血管内径变小，血能通过的地方也小了，容易造成血管远端的部位缺血，引起疾病。

上面描述的这个病程就是大家最耳熟能详的"动脉粥样硬化"。照理说这是个老年病,但是现代人普遍受不良生活方式的影响,我们在门诊中也经常会遇到年轻患者。除了常见的血压因素,血糖、血脂异常加上不良生活习惯如吸烟等都可能使动脉血管内皮受损,让血液中的"坏"胆固醇(低密度脂蛋白,LDL)聚集在局部,形成动脉粥样硬化斑块。

这些斑块根据大小、硬度、回声情况又分为高回声斑块、低回声斑块和混合斑块。它们中有些和血管内皮粘连紧密,有些会移动,但都会随着时间的延长不断长大甚至融合成大斑块(图13)。随着斑块变大,动脉逐渐变狭窄,堵塞到50%时,还可以通过生活方式调理;但是堵塞到70%以上的重度狭窄,甚至完全阻塞时,就会引起相应脏器缺血而发生一系列疾病,例如,脑卒中(中风)这类高发、高致残致死率、易复发的危重疾病。

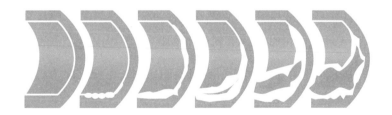

图 13   动脉粥样硬化随时间的发展过程

受年龄增长或不良生活方式的影响,动脉粥样硬化的程度会不断加深。

很多人会想：血液里长出来的斑块，能有多硬呢？我们病理切出来的斑块，毫不夸张地说，用手完全捏不动，就像石头一样，敲在铁片上咔咔作响，超出很多人的想象。

要保持血管通畅就需要增加对血脂、血糖异常，不良生活习惯等动脉粥样硬化诱因的分解预防，具体方式我也会在第二章为大家讲解。

三是整。

"整"指的是整个血管网络结构的完整。我们人体内部的血管就像是国内的交通道路图一样，从粗到细，各种不同功能的血管错落有致，只有分工协作，这一整套内部运输系统才能保证血液顺利运输到该去的地方。

完整的血管网络包括弹性储器血管（一般是主动脉、肺动脉等大动脉）、分配血管（也就是中动脉，对血液进行分配，将弹性储器血管带来的血液运送给各个组织器官）、毛细血管和交换血管（这几种血管就更加细小，供血液进行物质交换，也就是说，这层的血管非常薄，通透性很大，所以器官和组织可以在这里利用血液中有用的物质进行代谢，之后将代谢废物再回收）、静脉（起到回收血液的作用，主要把血液运送回心脏和肺部）。

这几种血管结构缺一不可，缺了哪一环，都有可能导致相应的身体问题。

表 1　人体内几种血管及其功能

血管	功能
弹性储器血管（主动脉、肺动脉等大动脉）	储存心脏泵出的血液，源源不断向外输送
分配血管（中动脉）	分配血液，将弹性大动脉之后的血液运送给各组织器官
毛细血管和交换血管	进行物质交换，器官或组织在此对血液中的有用物质进行代谢，之后将代谢废物回收
静脉	回收血液，把血液运送回心脏和肺部

比如有一种疾病叫作雷诺综合征，这是一种发生于四肢的小血管疾病。当患者遇到寒冷或情绪等刺激时，手指或脚趾就会间歇性地发白、发紫然后变潮红，究其原因是四肢血管过度敏感，当遇到刺激时，过度收缩，造成远端器官的缺血，严重时可以导致局部皮肤的溃疡或者坏死。

所以，血管的网络要保持完整，就算出现小的堵塞，也能够自救，用旁逸斜出的方式保证完整性，这样的自愈能力是非常重要的。

条条大路通罗马，如果把心脏比作罗马，血管比作大路，血液大军想要快速到达罗马，就像我们的市政交通一样，首先就要考虑牢固基础建设，及时揪出破坏分子，清除垃圾；其次还要考虑交通系统正常发挥功能，协调有力。

显然，基础设施、功能保障这两点都是影响血管使用期限的因素，那谁会搞破坏呢？

血液成分影响血管构造

血液成分中对血管环境影响最大的是这六种：水、无机盐、血糖、血脂、血浆蛋白、血细胞（包括红细胞、白细胞和血小板）。

第一种是水。水约占人体体重的60%，对于我们来说，水就是生命之源。但是如果大量水分进入身体，血管里血容量增多，血管承受的压力就会增大。不仅如此，大量水分进入血管，也会给心脏这个马达增加很多的负担，因为心脏回收的血液变多了，要往外泵的血也多了。

例如，原来心脏需要往外泵一个苹果重量的血液，现在需要泵两个苹果重量的血液，但每分钟心跳的次数却是相对稳定的，那么心脏干的活儿就变多了。

临床上，很多心脏病患者，尤其是中晚期患者，都十分注意体液的补充量，就怕喝水多了或者输液多了，引起心脏负荷过大，进而导致心脏衰竭。

第二种是无机盐。其实就是我们常说的矿物质，包括钠、钾、钙、镁和氯等。

这些无机盐主要的作用是维持血浆的渗透压稳定、酸碱平衡等。

有了渗透压，血管外的水分就会进入血管，如果没有无机盐，那么渗透压无法维持，血管就是扁扁的，血管中的血液就会四散到周围。但是有了这些无机盐后，它们帮助水进入血管中，这样血管就会充盈起来，维持一定的血压。

这种渗透压总量是由无机盐决定的，叫作晶体渗透压。而人体80%的晶体渗透压由无机盐中的钠离子和氯离子来维持。这两种离子日常中从哪里来呢？就从食盐中来。

长时间摄入过多的食盐，食盐中的钠离子会大量进入血液，造成一些不良影响。

第一，会促进血管里升血压物质分泌量的增多。

这些物质作用在血管壁上，会引起血管收缩。血管一收缩，管腔变窄，血流对血管管壁造成的压力自然就会变大，血压也升高了。

第二，让血浆吸收血管外水分的能力加大。

由于食盐中钠离子进入体内过多，导致血管内的渗透压增大，大量的水分会吸收进入血管里，血容量也就增加了。

第三，非常容易感觉口渴，促使人大量饮水。

大量饮水后，在一定程度上又增加了血容量。这点就像之前说的大量水分进入人体的状态。

我们在前面说过，血容量长期过高，意味着大量血液不断冲击血管壁，容易导致血管壁内皮受损。血管壁破损后，血液中的各种物质以及血管壁间的细胞，就会自发去修补和堵塞破洞，形成局部血栓或局部炎性物质沉积，造成管腔狭小，影响远端血液供应。

如果这些沉积物质发生脱落，在血管中四处流动，就容易顺着血液循环，从血管粗的地方流向血管细的地方，然后在血管细小的地方造成堵塞，这部分血管控制的区域就会因缺血而坏死。

例如，下肢深静脉血栓如果脱落，就容易顺着血液循环达到肺部，造成肺梗死；心房附壁血栓如果脱落，就容易顺着血液循环达到颅内，造成脑梗死。

第三种会对血管造成影响的成分是血糖。

血糖，即血液中的葡萄糖，它的主要来源是食物。

长时间摄入高热量饮食、缺乏运动、长期精神压力较大或者长期服用糖皮质激素类药物，都可能会引起高血糖。

食物通过肠道时，肠道会吸收食物中的葡萄糖，然后释放到血液里。

正常人的血糖水平应该在 3.9 ~ 6.0 毫摩尔 / 升。如果空腹检测血糖的浓度低于 2.8 毫摩尔 / 升，就是我们常说的低血糖；如果空腹检测血糖浓度高于 7 毫摩尔 / 升，就称为高血糖，也有可能是糖尿病。

表 2　血糖浓度的判断标准

血糖水平	血糖浓度
正常血糖	空腹血糖浓度 3.9 ～ 6.1 毫摩尔 / 升
低血糖	空腹血糖浓度低于 2.8 毫摩尔 / 升
高血糖	空腹血糖浓度高于 7 毫摩尔 / 升

如果血糖长期升高，蛋白质和脂肪就会和糖类结合，产生晚期糖基化终末产物 (AGEs)，这是一种对我们身体非常有害的物质，很容易引发身体组织的炎症。

糖基化反应的过程类似于我们做红烧肉：把油和糖混合在一起炒成糖色，然后在锅中放入肉，糖色就会裹在肉上。这种油、糖、蛋白质的结合十分牢固。

不仅如此，当血管内血糖浓度增高时，血液也会变得越来越黏稠，慢慢就会在较为细小的血管里发生堵塞，或形成血栓，并逐渐演变成局部的血液循环障碍。此处的器官或组织长时间无法得到血液的滋养，自然也会因为缺血慢慢坏死，这也是糖尿病患者非常容易发生糖尿病足、皮肤破损等问题的原因。

第四种要说到的是血脂。

血浆中所含的脂质统称血脂，除了可以从食物中获取外，我们身体内部的肝脏和脂肪细胞等也能合成。

血脂如果过低，会影响血管壁的弹性，使血管壁变得脆弱，当患者情绪激动或者血压升高时，很容易引起颅内血管破裂出血。这也是我们常常说低脂血症患者要保持情绪稳定的原因。

血脂如果过高，造成高脂血症，血液内各项物质的含量及其比例会失调，血液黏度升高，血液流经动脉毛细血管处时，流速必然减缓。这时产生的后果与前面血糖过高产生的后果类似。血液流速变慢，血液变得黏稠，像我们生活中常喝的粥一样，所以这种现象也称为粥样黏稠。

黏稠的血脂颗粒在人体血管中不断聚集、沉积，形成斑块，导致动脉血管壁增厚、变硬，血管腔变狭窄，弹性减弱，即形成动脉粥样硬化。

动脉粥样硬化会堵塞血管，导致供血中断；斑块破裂，会形成血栓；供血不足，相应器官也会因缺血而发生病变；有的血管还会形成动脉瘤，动脉瘤破裂则会导致严重大出血。

第五种对于血管会产生极大影响的成分是血浆蛋白。

血浆蛋白是血浆中多种蛋白质的总称，它们中绝大部分在肝脏中合成后进入血液。肝脏要完成这项合成工作，离不开蛋白质含量高的食物，如牛奶、鸡蛋、肉类等。

蛋白质所形成的渗透压叫作胶体渗透压，同样可以调节血容量的平衡。

至于前面说到的那些无机盐，维持的主要是血浆晶体渗透压。

血浆胶体渗透压 70% ~ 80% 由白蛋白含量决定。当一个人肝脏功能不好，造不出足够的白蛋白，就容易患低白蛋白血症。此时，由于血浆胶体渗透压低，血管中的血浆难以吸收水分，水就会流到身体其他组织间隙中，造成局部的水肿。就像河流一样，主干道水不充盈，田间地头水泛滥，影响身体正常的血液循环，有可能造成低血压。

血浆中还有一种纤维蛋白原，它是一种凝血因子，含量偏高时会导致血管形成血栓的风险升高。

第六种是血细胞，包括红细胞、白细胞、血小板。

红细胞是血管中的"快递员"，主要作用是将氧气分别派送到各组织器官，以及回收一部分二氧化碳。

血液中 98.5% 的氧气都会与红细胞膜上的血红蛋白结合，剩下的氧气溶解在血液中，红细胞携带氧气的速度是自然溶解的 65 倍，可以说是非常高效了。与之相反的是，血液中的二氧化碳约 88% 溶解在血液中，红细胞只结合了约 7%。

如果一些原因导致了红细胞的形状发生变化，或者红细胞膜上的血红蛋白含量发生变化，就容易导致红细胞被身体的免疫细胞攻击，发生溶血，进而使血管内的血液成分发生变化，影响血管健康。

白细胞是咱们身体里的"反恐部队"，是人体抵抗外来细菌、病毒入侵的主力军。它既能通过吞噬作用清除入侵人体的细菌和病毒，又能形成抗体来破坏和杀死入侵人体的病原体。白细胞数量过低将导致身体免疫力下降，过高又会引发炎症反应。炎症反应在血管中的危害咱们前面也说过了，不容小觑。

血小板是血管壁损伤出血时的"敢死队"。当血管损伤时，血小板会释放一种化学物质，吸引更多的血小板迅速聚集黏附在伤口上，形成堵住伤口的塞子——止血栓。同时，血浆蛋白中的纤维蛋白原会发挥凝血作用，使血液凝固，加固止血栓，进一步止血。如果血小板出现问题，血栓进入血管造成堵塞，问题就大了。

表 3　血细胞中各成分对血管的影响

血细胞成分	对血管的影响
"快递员"红细胞	当红细胞变形或血红蛋白含量变化时，易导致红细胞被免疫细胞攻击，发生溶血
"反恐部队"白细胞	白细胞过低会导致身体免疫力下降，过高会引发炎症反应
"敢死队"血小板	如果血小板出现问题，会导致堵住血管伤口的血栓进入血管，造成堵塞

总结起来，影响血管年龄的 6 种血液成分我们可以概括为：水、盐（钠）、糖（血糖）、脂（血脂）、蛋（蛋白）、血（红细胞、白细胞、血小板）。

这 6 种成分左右着血管道路的承载力（弹）、流速（顺）和路障多少（滑）。能不能少造成破损、破损完能不能及时修复、修复后是不是不再重蹈覆辙，取决于这 6 种主要成分能不能保持稳定的数量和功能，保证血液的纯净和流量稳定。

成分纯净，流量稳定，血管就有了良好的微环境。

激素水平调节血管功能

在我们的身体里，除了血液成分与血管状况息息相关，还有很多激素在调控和指挥血管运行。

有很多不同组织细胞分泌的激素，像糖皮质激素、抗利尿激素、血管紧张素、血小板生长因子、一氧化氮等，都会对血管产生不同的调节效应。

在异常状态下，某些致病因素可能会导致某些化学物质分泌过多。

例如，血小板生长因子。

当血管破裂时，血小板因接触到血管外的成分而被激活，大量释放血小板生长因子，刺激血管内皮细胞增殖分化，修复血管内皮；同时也会刺激周围的血管细胞增生，以重新构建完整的血管，满足创伤部位愈合对血液的需求。

再如，血管升压素，又叫抗利尿激素。

它掌控着人体尿液的排出量。这种激素的工作机制是：血管升压素降低，人体的尿液排出量就会增加。我们都知道人体里的水分主要用来生成血液、尿液和汗液，水分总量是基本恒定的，尿液的排出量一旦增加，血容量自然就变少了，对于血管施加的压力也就减小了。

如果血容量持续过高，即心脏泵出的血液越多，血管里的血液也就越多，对于血管壁形成的压力也越大，血压也就越高。当一个人的血压长期处于收缩压大于等于140毫米汞柱，舒张压大于等于90毫米汞柱（判定高血压的标准）时，意味着大量血液不断冲击血管壁，就像千军万马在道路上横冲直撞，很容易导致血管壁内皮受损，形成局部炎症，导致动脉粥样硬化的发生。

又如，血管内皮细胞合成分泌的一氧化氮和内皮素。

一氧化氮，可以引起血管平滑肌的强烈舒张，使血压显著下降；而内皮素则会促使血管强烈收缩而升高血压。

正常状态下，二者对血管的调节效应会维持在一个相对稳定的水平，保持血管的收缩程度既不会过强也不会过弱，保证全身充足的血液供应。

但一旦血管内皮功能受到损伤，一氧化氮和内皮素之间的平衡被打破了，血管壁的收缩能力就会加强，同时血管平滑肌细胞增生，造成血管管腔狭窄、血管壁弹性下降，导致大脑等器官供血不足，引发一系列缺血症状。

而血管内皮功能受损的一个重要因素就是前面提到的血液成分问题，例如，血糖或血脂过高造成的血液黏稠等，动脉粥样硬化斑块形成的主要原因也是如此。

这也是为什么医学工作者经常建议大家要坚持适度锻炼。

每天保持半小时左右的运动量，可以有效提高我们身体的新陈代谢，加速体内脂质的排出，提高血管壁构成细胞的活性，保证我们大脑能够有充足的氧供，维持脑血管正常的收缩舒张功能，防止脑血管疾病的发生和发展。

复如，我们经常听说的和神经系统关系紧密的去甲肾上腺素，它对血压的影响特别直接。

我们身体绝大多数血管都要接受交感神经的支配，它会释放一种激素，叫作去甲肾上腺素。这种激素可以帮助血管平滑肌收缩，通过减小血管的口径，引起血压升高。

如果去甲肾上腺素释放量过多，引起血管收缩的程度太大，血压升高就会非常明显；反之，如果释放量少，血管收缩的程度相对就小，血管平滑肌处于一种相对舒张的状态，血压就会降低。

到底是什么在影响去甲肾上腺素的释放量呢？除了组织器官缺血、高热、创伤、感染等特殊情况，去甲肾上腺素的释放量大多取决于我们的精神情绪状态。

你有没有注意到，当我们遭受惊吓或精神高度紧张时，会出现手心、额头出汗的现象？这就是精神紧张导致交感神经兴奋，去甲肾上腺素释放量增多的表现。

应激时刻去甲肾上腺素释放增多，部分血管收缩强度加大，是为了保证血液在各组织器官间的分配能够适应身体当时所处的状态。这项工作进行得迅速、精确，可以说是神经系统调节血管功能的主要方式。

不仅如此，神经纤维末梢还会释放多种营养因子，比如神经肽、神经营养因子，来维持血管的代谢及结构。

当血管发生破损时，神经纤维末梢会释放多种营养因子，通过促进血管内皮细胞的增殖来促进血管壁的修复及血管的再生，恢复损伤部位的血供。

由此可见，好的情绪状态也是血管需要的。

表 4 各种激素对血管的影响

激素	对血管的影响
血小板生长因子	刺激血管内皮细胞增殖分化，刺激血管细胞增生
血管升压素 （抗利尿激素）	升压素降低，尿液排出量增加，血容量降低，对血管的压力减小
一氧化氮	引起血管平滑肌强烈舒张，促使血压下降
内皮素	引起血管平滑肌强烈收缩，促使血压升高
去甲肾上腺素	帮助血管平滑肌收缩，减小血管口径，引起血压升高

1. "好"血管的三个标准

"好"血管应该满足三点：血管弹性强、血管内壁顺滑无阻、血管网络结构完整。

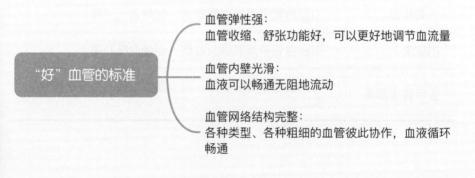

"好"血管的标准

血管弹性强：
血管收缩、舒张功能好，可以更好地调节血流量

血管内壁光滑：
血液可以畅通无阻地流动

血管网络结构完整：
各种类型、各种粗细的血管彼此协作，血液循环畅通

2. 影响血管的几种血液成分

血液中有 6 种成分会对血管造成影响，分别是：水、无机盐、血糖、血脂、血浆蛋白、血细胞（包括红细胞、白细胞和血小板）。

什么样的血管是『好』血管

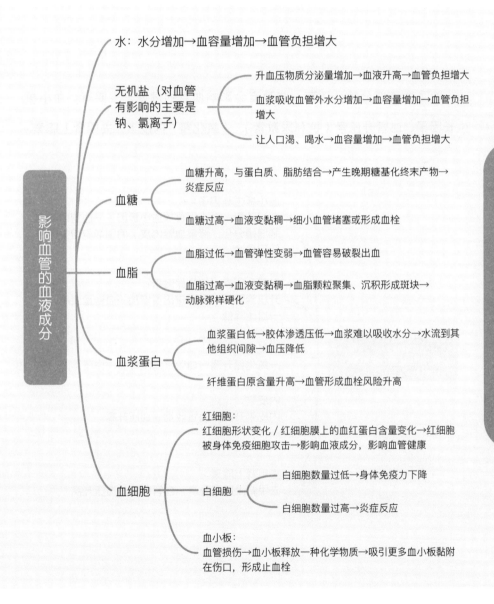

影响血管的血液成分

水：水分增加→血容量增加→血管负担增大

无机盐（对血管有影响的主要是钠、氯离子）
　升血压物质分泌量增加→血液升高→血管负担增大
　血浆吸收血管外水分增加→血容量增加→血管负担增大
　让人口渴、喝水→血容量增加→血管负担增大

血糖
　血糖升高，与蛋白质、脂肪结合→产生晚期糖基化终末产物→炎症反应
　血糖过高→血液变黏稠→细小血管堵塞或形成血栓

血脂
　血脂过低→血管弹性变弱→血管容易破裂出血
　血脂过高→血液变黏稠→血脂颗粒聚集、沉积形成斑块→动脉粥样硬化

血浆蛋白
　血浆蛋白低→胶体渗透压低→血浆难以吸收水分→水流到其他组织间隙→血压降低
　纤维蛋白原含量升高→血管形成血栓风险升高

血细胞
　红细胞：
　红细胞形状变化／红细胞膜上的血红蛋白含量变化→红细胞被身体免疫细胞攻击→影响血液成分，影响血管健康
　白细胞
　　白细胞数量过低→身体免疫力下降
　　白细胞数量过高→炎症反应
　血小板：
　血管损伤→血小板释放一种化学物质→吸引更多血小板黏附在伤口，形成止血栓

什么样的血管是「好」血管

3. 影响血管的几种激素

除了血液成分外，还有一些激素会影响血管的健康，主要有：血小板生长因子、血管升压素（抗利尿激素）、一氧化氮、内皮素、去甲肾上腺素。

影响血管的激素

血小板生长因子：
血管破裂→血小板释放血小板因子→血管内皮细胞增殖分化，修复血管内皮／周围细胞增生促进伤口愈合

血管升压素（抗利尿激素）：
升压素降低→尿液排出量增加→血容量变小→血压降低

一氧化氮：
一氧化氮升高→血管平滑肌舒张→血压下降

内皮素：
内皮素升高→血管收缩→血压升高

去甲肾上腺素：
去甲肾上腺素升高→血管收缩→血压升高

让血管年轻化的
"五高一低一加强" 方案

虽然血管健康容易受到种种因素影响出现问题，但随着人类医学的发展，我们发现，有很多方式可以逆转血管的不良状况。

预防大于治疗

血管有自己的智慧，科学有积极的方法，人体有与生俱来的生存之道，所有这些组合在一起，只要我们具备了正确的认知和系统的思路，采用正确方式，就可以重塑年轻、健康血管，延缓血管老化。

比如血管狭窄的问题。如果是由于压迫性因素引起的，血管内膜没有出现增生，只是外力压迫血管导致狭窄，那么外在因素解除后血管狭窄一般就能好转。

生育过的女性大多经历过这样的情况，怀孕月份大的时候特别容易腿肿、脚肿。这主要是因为胎儿一天天长大，压迫了附近的血管，导致妈妈静脉受压迫，静脉血回流不畅，继而导致腿和脚水肿。随着胎儿足月娩出，压迫血管的外在因素解除，血管恢复了畅通，狭窄问题自然就不存在了。

再比如因为冠状动脉痉挛造成的血流急性中断，痉挛解除以后，血管也会恢复正常。

但是，由血管内壁斑块导致的血管狭窄是无法自行恢复的，需要通过药物或者外科手术的方式，如做内膜剥脱、球囊扩张、支架植入等，才能帮助血管管腔成形，恢复血流。

同理，如果是内在原因造成的血管壁硬化、血管动脉粥样硬化甚至血栓，也很难自行恢复。只有通过积极治疗，在一定程度上对血管进行修复，才能延缓血管老化进程。

前段时间，朋友打电话问我："我实在想不通，为什么我的血管突然就堵了70%？"

这个问题本身就不对：无论血管狭窄、血栓还是斑块问题，只可能是日积月累的结果。当很多人震惊地问我类似的问题，焦虑地让我从专业角度讲明白时，我都想说，医学、健康没有那么复杂，只要回到常识，就能理解自己问的这个"为什么"。

罗马不是一天建成的，量变才能引起质变。

我们回溯源头不难发现，血管问题的源头是生活方式（图14）。

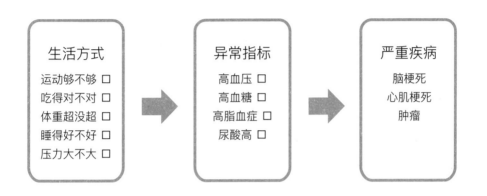

图 14　从生活方式到疾病

通过自我筛查，可以在疾病发生前调整生活方式的不足，并注意异常指标。

　　如果及时回到源头，调整生活方式，积极进行干预，我们还是有机会逆转血管问题的。只有进展到心肌梗死、脑梗死、脑血栓等紧急问题时，药物、手术才不得不成为解决手段，但紧急措施处理后的康复还是离不开生活方式的调整。

　　血管藏在我们身体的表皮之下，平时根本看不到，而且血管就算出现问题，早期大多都在沉默中进行，所以血管的健康问题很容易被忽视。大部分人也完全没有建立管理血管健康的观念，很多人只有在血管出了问题，引发心脑血管疾病，才会去医院。但是到了这个时候，血管的问题已经非常严重了，人们往往需要付出巨大的金钱、时间和精力，承受身体上和精神上的很多折磨。而且，这个时候能够挽回的损失其实也有限。

心脑血管疾病是可防可控的疾病。如果注重早期预防就能在很大程度上阻止心脑血管疾病的发生。有人做了计算，如果做好预防，预防的费用将是治疗费的 1%。

血管老化是一个自然的进程，但人类智慧之处就在于可以防患于未然。既然我们知道了这么多干扰血管健康的因素，那我们在日常生活方式中去掉损伤因素，增加有益因素，再采用一些积极方式激发血管本身潜能，就能实现预期效果。

我把这套方法总结为"五高一低一加强"方案。

"五高一低"即我们很多人现在已经非常有意识的饮食方案，是经过临床研究，多年来被医学界公认为最有效的降压、降脂和降糖食谱——得舒饮食方案。它的特点就是"五高一低"，这个名称来源于"终止高血压的饮食"（dietary approaches to stop hypertension，DASH）。

这些年随着生活水平的提高，我们对一日三餐越来越重视了，如何吃得科学，可以参照我即将在第二部分讲的细节，例如，少盐到底是少哪种盐，少糖是少什么样的糖？什么样的油不能少？

"一加强"是我们需要借助外力完成的血管潜力开发，就是我在前言中讲到的缺血预适应方案。

人的潜能超乎想象

在讲述这个方案前，我们先来了解一下被称为"海上吉卜赛人"的巴瑶族人。

巴瑶族是东南亚地区的一个少数民族，生活在菲律宾、马来西亚和印度尼西亚之间的海域，多数人以潜海捕鱼为生，常被认为是地球上最后一支海洋游牧民族。

巴瑶族人一生都生活在海上，上岸甚至会产生不适反应——就像陆上的人会"晕海"一样，巴瑶族人会"晕路"，入海如鱼得水，上陆寸步难行，几乎整日和水打交道。

他们更神奇的一点，是可以潜到 30 米甚至更深的海域捕鱼，寻找珍珠以及海参，可以坚持 5 分钟以上才浮出水面。

对生活在陆地上的人来说，断绝氧气 5 分钟即可导致部分神经元发生不可逆性死亡。

但 5 分钟对于巴瑶族人来说，甚至是最低限度，极强耐受缺氧的能力使得他们可以在水下长时间游泳狩猎。

为什么这个民族会有如此强大的潜水能力呢？一组科研人员找到了答案，并将研究结果发表在医学权威期刊《细胞》上。

经研究发现，巴瑶族人与比邻而居的萨卢安人相比，脾脏体积大了

50%，这意味着什么呢？

人体血容量包括两个部分，一个是运行于血管中的"常规"血容量，一个是储存于各器官之中的"后备"血容量。当出现出血、感染、缺血缺氧等紧急情况，"常规军"不够用的时候，"后备军"就会从各脏器出动，就近支援。

脾脏位于腹腔内，包含大量血窦，可以起到储存血液的作用。当机体氧供应减少时，脾脏会通过收缩将其储存的含氧量高的红细胞释放入血，为机体供氧。

巴瑶族人抗缺氧能力的秘密就藏在这里。

同样是人类，为什么巴瑶族人的脾脏格外大呢？

经研究发现，潜水生活让巴瑶族人长期处于间断性缺氧状态，这促使他们的身体产生适应性反应。经过上千年自然选择，巴瑶族人"进化"出与潜水环境相适应的 *PDE10A* 基因，因为这种特有基因，他们表现出了免疫功能变化和脾脏增大的特征。

正如德国著名的哲学家尼采所说："That which does not kill us make us stronger（杀不死你的终将使你强大）。"

严酷的海峡狩猎可能让很多巴瑶族人丧生海底，但这个民族还是一路存活下来。他们克服了水下活动会让我们常人缺氧的困难，甚至没有因为长期间断性潜水而出现缺氧相关的遗传疾病，练就了异于常人的抗缺氧能力，在海底畅通无阻，与自然共存。

人体的潜能是不是超出我们的想象？谁能想到对于我们来说致命的缺氧居然遇到了克星？

巴瑶族人要克服海底缺氧，航天员则要克服太空失重。

人类一直生活在地球表面的重力环境下，生理组织结构和生理机能已经适应了重力环境。当航天员处于没有重力的空间轨道环境中，机体会出现一系列对失重环境不适应的生理反应——感觉不到头部活动及四肢重量，这种异常感会给航天员造成定向错觉，负责感知空间和运动的前庭器官会出现功能紊乱，导致空间适应综合征，比如头晕、目眩、脸色苍白、呕吐等。

据统计，有 70% ~ 90% 的航天员会出现空间适应综合征。

除此之外，失重会影响人体的心血管系统功能，使得心血管功能失调。

失重状态下，人体体液四处流动，主要流向头部和上肢，这会造成航天员面部肿大和炎症，还会影响心脏的泵血功能。

同时，一些肌肉群处于废用状态，会发生肌萎缩、肌肉力量明显下降等现象。

所以航天员在进入太空之前，需要进行一系列失重适应性训练以习惯太空失重环境，更好地完成工作。

例如，失重飞机飞行训练。

这种训练使用了一种经过特殊设计和改装的飞机，每次飞行时可以进行十几次的抛物线飞行，每次抛物线飞行时，都可以让航天员处于失重环境。这种训练可以使航天员逐步适应失重环境。

再如，血液重新分布适应性训练。

航天员在进入太空和返回地球的过程中，体内的血液将经历一系列的重新分布。比如，在进入太空失重环境时，航天员体内会出现血液的头向转移，而返回地球时则出现血液的足向转移等。

研究结果认为，失重环境下的血液头向转移会引起人体心血管功能失调。因此，航天员在地面时会进行血液重新分布适应性训练，即反复进行头高位和头低位的体位改变，人为造成血液头向转移和足向转移的不断更替，以此来锻炼和提高人体的适应性。

最简单的方法是利用转床进行体位改变。模拟失重时血液往头部转移引起的生理反应，使航天员体验和适应失重条件下血液重新分布和由此产生的面部肿大、下肢低温、心率加快等效应。

此外，航天员们还会在地面进行一系列的前庭器官功能训练，比如高速转椅、跳弹力网等。经过长久的训练，航天员的前庭功能稳定性可以大幅度提高，在失重环境下就不会再出现类似于晕车、晕船的症状了。

为了缓解太空中出现的肌肉流失现象，各国的航天局也出台了各种航天员训练方案。比如建造一些在太空中的训练设备，自行车功量计、跑台、企鹅服等，定期帮助航天员进行肌肉锻炼，避免出现肌萎缩现象。

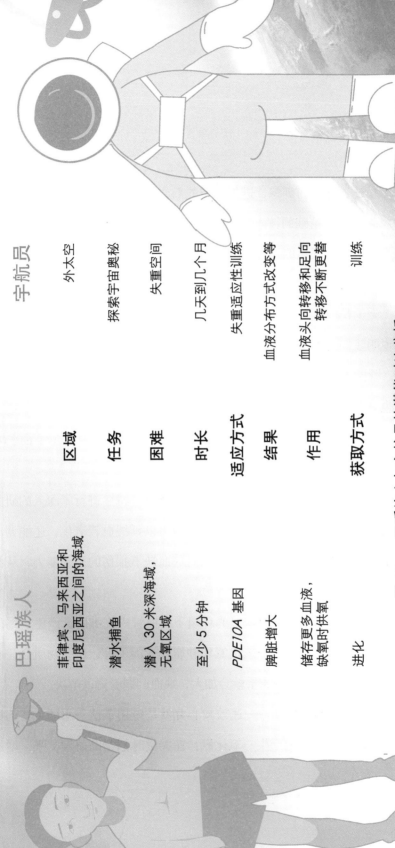

	巴瑶族人		宇航员
区域	菲律宾、马来西亚和印度尼西亚之间的海域		外太空
任务	潜水捕鱼		探索宇宙奥秘
困难	潜入30米深海域，无氧区域		失重空间
时长	至少5分钟		几天到几个月
适应方式	PDE10A 基因		失重适应性训练
结果	脾脏增大		血液分布方式改变等
作用	储存更多血液，缺氧时供氧		血液头向转移和足向转移不断更替
获取方式	进化		训练

图 15　巴瑶族人与宇航员的潜能对比分析

经过长时间的训练，进入太空的航天员可以完美适应失重生活，在宇宙飞船中进行精细的技术操作和设备检查，甚至在 2021 年"神舟十三号"飞船执行太空任务的过程中，航天员王亚平还给我国的小学生们进行了太空授课。

无论是巴瑶族人对缺血缺氧的适应进化还是宇航员对于失重的克服，都说明我们人体具有巨大的预适应潜能，可以克服不利于生存的客观困难。

既然人体本身具备这样的潜能，我们的血管——作为人体的一部分是否也具有这样可挖掘的潜能呢？

我们首都医科大学宣武医院就在人体预适应医学领域进行了近 60 年的科学研究。

科学家对人类身体预适应训练机制及血管特性进行了深入的研究，发现通过科学的方法进行定期训练，不但可以延缓血管老化，还能调动血管和相关重要器官的潜能，提升它们对缺血缺氧损伤的耐受能力，从而预防可能发生的致命性缺血缺氧。

经研究发现，在缺血缺氧的环境下，血管内皮细胞会产生一系列抗缺血的物质，比如腺苷、一氧化氮和肿瘤坏死因子等，这些物质会让血管放松。血管一旦放松，血流量就会加大，缺血问题就得以解决。

大家熟知的救命药——速效救心丸就是应用了这一原理。其药物成分能促使血管内皮细胞产生一氧化氮，在关键时刻帮助血管扩张，增加血流量，抢救心肌。

我们常说环境塑造人，既然人体器官最害怕的就是缺血缺氧，那我们是不是可以人为给血管创造出有规律性的短期缺血缺氧环境，定期训练血管，激发血管内产生保护因子，提高血管抗缺血缺氧的能力，从而达到预防和治疗心脑血管疾病的作用呢？

这就是我在后文第三部分会给大家详细讲解的血管训练术。

要想让血管"好",要坚持"预防大于治疗"的原则,如果把方法细化,就是"五高一低一加强"。其中,"五高一低"和"一加强"要分开来理解。

1. "五高一低"

"五高一低",是通过改变生活方式,用对血管有益的降压、降脂、降糖的饮食方案改善血管。

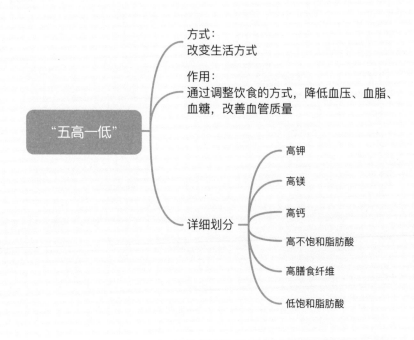

2."一加强"

"一加强"是通过锻炼，开发血管潜力、加强人体抗缺血缺氧能力的方法。

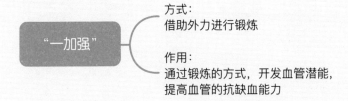

怎么让血管「好」

PART 02

取之有道，血管更年轻

得舒饮食，是公认的降压饮食方案。它侧重于生活方式的改变，通过养成良好饮食习惯降血压，以这种方式维护血管、预防血管疾病。

具体来说，得舒饮食强调的就是"五高一低"，即无机盐的三高（钾、镁、钙）、高不饱和脂肪酸、高膳食纤维、低饱和脂肪酸。

得舒饮食体现了一个道理，即防治疾病最根本的方法，是追本溯源，从生活方式开始改变。

少盐的背面：无机盐的"三高"

少盐——防控高血压

《中国居民膳食指南（2022）》中给我们的用盐建议是成年人每日不超过 5 克，原因是盐的主要成分之一是钠离子。钠离子在血管中的作用是什么呢？它是维持血管渗透压平衡的钥匙。当它大量进入血液时，会增加血容量，加大血液对血管壁的压力，进而引起血压升高。

上了岁数的人都知道，过去在农村下地干活，汗流浃背，饭会吃得咸一点。如果下饭菜盐少了，干活儿就没有劲儿，吃进去的盐能运化，跟着汗水流出来。但现在，没有多少人下地干活儿了，如果口味还那么重，太多盐进入身体，是运化不出来的，血压不稳定，血管弹性就受到影响。

口味淡一点，反而适合现在的生活节奏。近些年对于这一点，大家还是有一些初步认识的，但是如何真正做到少盐，又是另外一回事了。

避开"隐形盐"

对于很多来医院看病的患者，如果发现血压比较高，我会问一句："您平时吃饭盐放得多吗？"

越来越多的人会说："没有，我知道盐吃多了不好，我本身就血压高，放盐很注意的。"

但如果再问一句："是不是喜欢吃咸菜？平时爱吃面条吗？"回答十有八九是肯定的。

为什么我要特别提到中国人的饮食习惯？因为区别于欧美国家，我们的饮食中用盐频率太高了。我们总觉得，看得见的盐是盐，殊不知有很多看不见的盐被我们一不小心就用超标了。有人把这些容易被忽略的盐叫作"隐形盐"[1]，具体有哪些呢？

一是除了米饭之外的绝大部分主食。

很多年轻人现在不做饭了。北方的朋友问一下自己的父母就知道，蒸馒头发面的环节、做面条揉面的环节，通常都需要"放盐少许"。

从外面买回来的各种面食也是一样。如果注意观察买回来的各种面条、挂面和方便面后面的配料表，都会找到"食用盐"。但具体含盐多少克，是

---

1 《中国居民膳食指南（2022）》中强调，"隐形盐"指酱油、酱类、咸菜等高盐食品中看不见的盐。

不会标出的。咱们去超市买的手擀面、鲜面甚至饺子皮，如果你问售货员里面放没放盐，答案也是肯定的。更不用说各种饼、花卷了，表面看上去就是面粉，其实和面或制作的时候都放了盐。

二是腌菜和经过加工的肉食。

这两种食物是一个模子里刻出来的。

过去的蔬菜无法保存，怎么办？腌了。用什么腌？有盐有水就可以。腌好了，低温环境下保存，随吃随取，不受季节限制。要是没有足够的盐，可没法让白菜、萝卜这么听话。

肉也不好留，怎么整？风干、腌制、熏干，任选其一。不管哪种方式，都少不了用盐，锁水保鲜还耐得住时间。于是卤肉、火腿、培根、腊肉、香肠、灌肠等各种腌制类食物的做法留存至今，有些地区的人从小吃到大，把它们视为家乡味儿。

过去的人自己做，放了多少盐吃起来心里有数。现在咱们习惯直接买来吃，通常不会想，口味是不是太重了？盐会不会太多了？于是盐一不小心就吃多了。

三是很多人家里常备的零食。

咱们很多人把零食不当回事儿，丝毫想不到零食也是盐的"重灾区"。

可以看看零食包装袋上的配料表。不只是咸味的薯片、瓜子、锅巴、豆腐干，也包括甜味的话梅、甘草杏等蜜饯，甚至干货鱼片、肉松、肉干、调味坚果等，通通都离不开盐。

我有个同事有段时间总上火，要么口腔溃疡，要么大便干结。

他还年轻，很注意身体，觉得自己这个问题肯定和饮食习惯有关系，就自己琢磨。过了一段时间，他和我们说找到原因了——"我发现只要连着嗑几天五香瓜子儿，就会出现这些问题，我得注意忌口了。"

大家真的可以和我这位同事学一学，既然病从口入，那么一日三餐之外的饮食也要注意控盐少盐，能吃天然无加工的最好，比如水果。

TIPS

我给大家一个简单的方法：调味料和盐只选一样，不重复使用。

我有个学生是南方人，爱吃酱油。她自己就是个医生，太了解盐吃多了有哪些问题，所以她做饭只放酱油不放盐。她跟我们讲，酱油是个"万能调味料"，一滴酱油里面咸味有了，味道也香了，色泽也好了，还有氨基酸，不需要额外再加盐。她家的橱柜里是找不到盐的。

四是调味料。

酱油、蛋黄酱、番茄酱、沙拉酱、豆豉、蚝油、海鲜汁等调味料里都是有盐分的。但我们通常也算不清楚调料里到底有多少盐，对不对？

还有人会用其他味道来代替盐的味道，比如放醋来提高食物的鲜香。这些"生活小妙招"都可以帮助我们有效减少盐摄入。

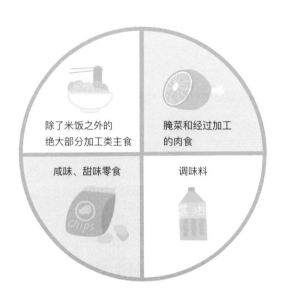

图 16　需要注意的几种高"隐形盐"食物

关于减少钠摄入，我说了很多，大家可能觉得说得太细。但我们做医生，一直在强调"预防大于治疗"，正确的生活方式说得再细也不为过。毕竟我们真的生活在一个"吃盐很凶猛"的国家。

一项发表于《美国心脏病协会杂志》的研究中，研究人员分析了中国 900 名儿童和 2.6 万名成年人的食盐摄入数据，结果发现中国是世界上钠摄入量最高的国家——全国所有年龄组居民平均钠摄入量约为世界卫生组织推荐的最大摄入量的两倍。

这个数据吓人吧？

表 5　高"隐形盐"食物的含盐量举例

食物	含盐量	食物	含盐量
酱油（10 毫升）	1.6~1.7 克	豆瓣酱（10 克）	1.5 克
一块腐乳（20 克）	1.5 克	一袋榨菜、酱大头菜、冬菜（15 克）	1.6 克

注：高盐食品指钠含量≥ 800 毫克 /100 克的食品，1 克盐含有 400 毫克钠。

钾：与钠相爱相杀

与此同时，这个研究还发现钾的摄入与主要心血管病的发生呈现负相关性。也就是说，在一定程度上多吃含钾的食物，对心血管有一定保护作用。但经过统计研究，我国居民的平均钾摄入量并不理想，甚至低于推荐摄入量的一半。

少盐可以预防高血压，但是并不意味着在得了高血压之后，只是少吃盐就可以了。因为血压已经很高了，每天控制 5 克盐的做法只能让钠离子在血液中的含量不增不减，但高上去的血压并不会因此降下来。所以还是需要多补充一些钾来控制血压。

《英国医学期刊》（*British medical journal*）就曾经发表过一项研究，英国 Nancy J.Aburto 研究院的团队研究发现，多摄入一些钾不仅可以让高血压患者血压降低，还有利于降低脑卒中即中风的风险。而且，通过饮食获取钾元素，不会出现肾脏功能的不良反应，也没有发现会对成人血脂浓度产生什么明显影响。

总之，通过食物补钾，降压效果好，且安全系数很高。

钾离子主要存在于哪些食物中

第一种我想推荐的常见高钾食物是黄豆——每 100 克黄豆中钾含量约为 1503 毫克。

平时都说吃豆制品补钙，早餐经典搭配豆浆配油条是有道理的。但大家是不是没想到它还有补钾的效果？其实豆类制品可以大量补充体内的钾，平衡钠带来的问题。

尽管豆类蛋白质容易增加肾脏负担，但是离开剂量谈毒性都是不科学的，我们尽可以放心吃。咱们现在饮食这么丰富，豆腐、豆腐脑、豆皮等不同豆类制品，对于高血压患者来说都是友好食物，可以考虑添加到日常食谱中。

同样是豆科食物，花生的含钾量也不低。

我推荐的第二种高钾食物是口蘑——每 100 克口蘑含钾约 3106 毫克。

口蘑又称白蘑，不仅含钾丰富，而且做汤、炒菜都非常滑口香甜，没有太重的蘑菇味，而且其膳食纤维含量高，很适合消化能力略微衰退的中老年人食用。

第三种我要推荐的含钾量高的食物是干紫菜——每 100 克干紫菜中钾含量约为 1796 毫克。

紫菜作为干货容易储存，易于烹饪，价格便宜，是不错的选择。除此之外，海带等其他海藻类食物的含钾量也十分丰富。

第四种要提到的高钾食物是香蕉——每 100 克香蕉的含钾量是 330 毫克。

估计大家近年来在各类科普中经常看到将香蕉等水果作为常备加餐或零食的推荐。

同类水果还有番茄、柿子、桃子、橘子等。例如，每 100 克晚桃的钾含量是 168 毫克。不少水果都富含钾元素，在水果丰富的夏季，每天搭配两三种水果吃，补钾效果极好。

最后一个推荐的高钾食物是菠菜——每 100 克菠菜中含钾量为 311 毫克。

菠菜不仅含钾量高，各种微量元素也很均衡丰富，不愧为大力水手最爱的食物，它对血压、血糖都有很好的辅助平衡作用。

类似的苋菜、油菜、卷心菜、大葱也属于高钾蔬菜。

讲到这里，大家可能会有一个大概印象：好好吃水果、蔬菜还有豆类，就能摄取足量钾元素了。但除了这些蔬菜、水果、豆类，咱们也不要忽视动物性食物中的高钾食物，比如牛肉、鸡肉、鲤鱼和动物肝脏。

很多人听到动物肝脏第一反应可能是"排毒器官多脏啊！"那您可能不清楚，动物肝脏在我们医学界被称为"微量元素大药房"，是动物性食物中微量元素最丰富的。

另外，奶制品也是天然食物中含钾量较高的一种。通常我们都知道喝牛奶补钙，却忽略了它含钾高的优势。

最后值得一提的，还有谷物。

咱们吃的小麦、水稻、玉米等粮食，谷皮都含有钾，每 100 克中含钾量为 70 ~ 100 毫克。只要平时把精米、精面改成全麦粗粮，吃的时候连谷皮一起吃，就能很好地获得钾元素，满足生理需要。

表 6　高钾食物举例

单位：毫克/100 克

食物	钾含量	食物	钾含量
黄豆	1503	紫菜（干）	1796
口蘑	3106	香蕉	330
山药	213	晚桃（黄）	168
菠菜	311	卷心菜	124
苋菜（红苋）	340	大葱	329
油菜	175	柿子	151

盐敏感人群要格外关注低盐与补钾

盐摄入过多，对于盐敏感人群风险更高。

盐敏感是指随着食用盐摄入的增加或减少，血压相应升高或降低的现象。也就是一吃咸了血压就高，吃淡点儿血压就能控制下来，盐就好比血压的引线，一点就着。

在普通人群当中有 20% ~ 40% 的人存在这种现象，也就是说每 3 ~ 5 个人中就有一个人属于盐敏感人群。

临床上确定盐敏感人群是通过实验测定的，多年来的总结发现，三类人容易发生盐敏感性高血压。

第一类是盐摄入量高的人群，这类人群平均血压水平比较高。另外两类是有高血压家族史的人群和肥胖超重人群。

怎么改善盐敏感呢？

首先要注意低盐饮食。

研究表明，盐敏感人群如果有高盐饮食习惯，会加重其动脉硬化程度和血管功能障碍，同时，盐敏感人群的心脑血管疾病发生率和死亡率也明显高于对盐不敏感的人群。

可见，低盐饮食是非常必要的，不仅可以明显降低血压，还可以改善动脉硬化和血管功能。那么低盐饮食的标准具体是什么呢？

目前较为推行的食盐摄入量有两个标准：

一是世界卫生组织的建议，所有成年人将钠摄入量减少至每天 87 毫摩尔以下（<5 克盐），将钾摄入量增加至每天不少于 90 毫摩尔，并建议对儿童的摄入量进行相应调整以适应其年龄和能量需求。对于盐敏感人群尤其是盐敏感性高血压人群，最好将盐控制在每天 3 克以下。

二是《中国居民膳食指南（2022）》对成人每天盐摄入量的建议，也从 2016 版的应不超过 6 克改为 5 克，大约是一枚 1 元硬币大小的一堆盐。5 克盐是一个态度，并非精确到 5 克盐，只是向大家强调低盐饮食的重要性。

其次，还要注意补钾。

钾与钠之间有拮抗作用，在人体吸收时存在一种竞争关系，此消彼长，钾高了钠就少了，血压也就降下来了。

钙和镁的作用又是什么呢？

钙镁联盟保心肌

缺钙和缺镁都会引起血管平滑肌痉挛，导致血压升高。尤其是镁，它是很多活动的激活元素，主要存在于细胞的"能量中心"——线粒体中。马拉松运动员要特别注意镁元素的补充，就是因为动力消耗太考验镁元素的存量了。而且由平滑肌组成的心肌一旦缺少镁元素，心肌收缩无力，周围血管的阻力就会增加，血液运送到全身组织器官时就受限了，常见表现就是血压高。

大家对钙元素的认知同样有着很大误区。

提到补钙，我相信大多数人的第一反应是补钙可以长个子、改善骨质疏松等。实际上，临床营养学告诉我们：钙和前面的钠、钾、镁 3 种元素共同维持神经系统的兴奋性以及血压的稳定性，许多研究都明确补钙在平稳血压、降低脑卒中和心脏病的发病风险等方面十分有效。

哪些食物含镁多

坚果、绿叶菜、粗粮谷物、海产品和牛奶，这些食物的含镁量较高。

其中有两类大家要特别牢记一下。

第一类，坚果。

坚果是含镁量相对多的一类食物。比如黑芝麻，看起来小小的不起眼，但每 100 克的黑芝麻中镁元素含量就可以达到 290 毫克。松子的镁含量就更多了，每 100 克松子的镁元素含量几乎是黑芝麻的两倍。

甚至咱们平时吃的南瓜子、西瓜子、葵花子都是物美价廉的高镁食物，每天吃上一小把，获得香喷喷口感的同时也保养了血管。

第二类，绿叶菜。

韭菜、生菜、菠菜，这些绿叶蔬菜都是极好的镁元素来源。

我身边不少北方朋友都不太喜欢吃绿叶菜，觉得没有土豆、胡萝卜这样的根茎类食物有饱腹感，也没有南瓜、黄瓜这些瓜类水分足，一定要吃绿叶菜的话也就勉强吃点白菜，毕竟炖什么都香。

我是江苏人，饮食习惯上离不开绿叶菜。尤其是到了春夏季节，用草头、空心菜、鸡毛菜等各种绿油油的青菜，做个泡饭、下个汤面都是极好的选择，是饮食的自然之道。

有一次，我和一个不爱吃绿叶蔬菜的北方朋友开玩笑说："咱们读书时候都学过叶绿素。植物的绿叶从阳光中获取能量形成叶绿素，镁正是叶绿素中的核心元素。咱们身体里也有很多物质必须从外界获取，内源性和外源性结合在一起才能形成平衡。比如蛋白质，它对于人体这么重要，但组成人体蛋白质的 20 种氨基酸中只有 8 ~ 12 种是人体自己可以合成的（不同生理状态下人体的代谢状态不同），满足人体正常的蛋白质需求必须依赖食物提供氨基酸。"

"镁元素作为激活物质，存在于能量工厂线粒体中，从什么食物中获取最直接？当然是含有叶绿素的绿叶菜。"

所以从能量的角度来说，绿叶菜要不要吃？不仅要吃，还要好好吃。

很多时候，大家都觉得饮食习惯代代如此，无须改变。但我想这一条信息或许可以改变大家的看法：据统计，我国高血压发病率有这样的地域分布特点——发病率由南到北逐渐增高。

表 7　高镁食物举例

食物	镁含量	食物	镁含量
松子（生）	567	榛子（炒）	502
山核桃（干）	306	葵花子（炒，咸）	287

续表

食物	镁含量	食物	镁含量
香菜（脱水）	269	黑豆	243
西瓜子（炒）	448	南瓜子（炒）	376
杏仁（熟，去壳）	277	墨鱼干	359
龙井茶	224	绿茶	196

高钙食物有哪些

说到高钙食物，大多数人都会首先想到牛奶。确实，《中国居民膳食指南（2022）》提出了"吃各种各样的奶制品，摄入量相当于每天300毫升以上液态奶"的建议。

通常我们喝的袋装奶都是220～250毫升，加上酸奶，每天很容易完成指南中的规定。但是大家具体应该喝什么样的奶呢？各种各样的奶制品中的优选是哪些呢？

现在市面上的牛奶品种很多，如全脂奶、低脂奶、脱脂奶……美国国立卫生研究院推荐的得舒饮食中特别推荐低脂奶或者脱脂奶，但是我觉得对于中国人来说，无须特别介意这其中的区分，正常喝全脂牛奶即可。因为中美饮食习惯不同，我们摄入的脂类不会很超标，一切因人而异。每 100 克全脂牛奶中的钙含量约是 104 毫克。

如果有乳糖不耐受等情况，可以考虑饮用对肠道非常友好的酸奶，每 100 克酸奶中钙含量约是 118 毫克。

还有一种含钙量非常高的奶制品，对肠胃也比较友好，同样可以作为补钙食物备选，那就是乳酪。每 100 克乳酪的钙含量可以达到 799 毫克，虽然钙含量极高，但是有一些乳酪中钠含量也很高，是把双刃剑。

表 8　高钙食物举例

单位：毫克/100 克

食物	钙含量	食物	钙含量
虾皮	991	黑芝麻	780
虾米（海米、虾仁）	555	白芝麻	620
河虾	325	泥鳅	299
豆腐干	447	海带（干）	348
虾酱	308	海参	285
雪里蕻	294	花生仁（炒）	284

1. 学会避开"隐形盐"

"隐形盐"是指高盐食品中容易被忽略的盐分。

我们在饮食中往往只注意看得到的盐。其实一些食用量很少的高"隐形盐"食品，含盐量却能占到全天摄入量的 1/3，如 10 毫升的酱油含盐量为 1.6 ~ 1.7 克。

所以学会避开"隐形盐"，是低盐饮食中重要的一环。

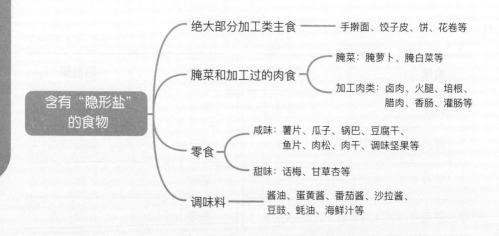

如何做到少盐饮食

含有"隐形盐"的食物
- 绝大部分加工类主食 —— 手擀面、饺子皮、饼、花卷等
- 腌菜和加工过的肉食
  - 腌菜：腌萝卜、腌白菜等
  - 加工肉类：卤肉、火腿、培根、腊肉、香肠、灌肠等
- 零食
  - 咸味：薯片、瓜子、锅巴、豆腐干、鱼片、肉松、肉干、调味坚果等
  - 甜味：话梅、甘草杏等
- 调味料 —— 酱油、蛋黄酱、番茄酱、沙拉酱、豆豉、蚝油、海鲜汁等

2. 多吃含钾量高的食物

摄入钾有助于控制血压、保护血管，可以降低患心脑血管病的风险。通过食物补钾，不仅效果好，而且没有不良反应。

对于盐敏感的人群来说，除了注意低盐饮食以外，多吃含钾量高的食物同样十分重要。

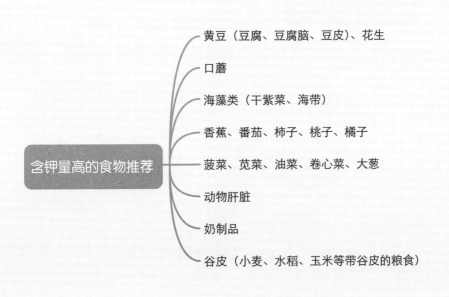

含钾量高的食物推荐
- 黄豆（豆腐、豆腐脑、豆皮）、花生
- 口蘑
- 海藻类（干紫菜、海带）
- 香蕉、番茄、柿子、桃子、橘子
- 菠菜、苋菜、油菜、卷心菜、大葱
- 动物肝脏
- 奶制品
- 谷皮（小麦、水稻、玉米等带谷皮的粮食）

如何做到少盐饮食

3. 多吃含镁量高的食物

镁存在于细胞的"能量中心"线粒体中，是很多活动的激活元素。多吃含镁量高的食物，可以为心肌的收缩提供动力，降低血液在血管中的阻力，保证血液运送的畅通。

含镁量高的食物推荐
- 坚果（黑芝麻、松子、南瓜子、西瓜子、葵花子等）
- 绿叶菜（韭菜、生菜、菠菜等）

4. 多吃含钙量高的食物

钙与钠、钾、镁 3 种元素共同维持着血压的稳定性。因此，多吃钙含量高的食物有助于平稳血压、降低脑卒中和心脏病的发病风险。

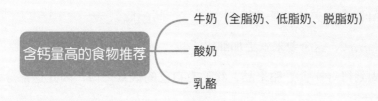

含钙量高的食物推荐
- 牛奶（全脂奶、低脂奶、脱脂奶）
- 酸奶
- 乳酪

如何做到少盐饮食

少油的细节——"一高一低"

区别于《中国居民膳食指南（2022）》中每日烹调油建议用量为 25 ~ 30 克，得舒饮食中关于油脂重点提到了"一高一低"——高不饱和脂肪酸、低饱和脂肪酸，这个要求就更加细化了。

考虑到得舒饮食是舶来品，我们有自己的饮食习惯，因此这部分内容我们还是从最基本的少油问题说起。

少油——防控高脂血症，不是越少越好

先来说少油。

咱们很多人谈油色变，一提起油脂就避之不及，觉得油越少越好，凉拌、水煮、清蒸才健康。我在临床上遇到过不少"纸片人"，他们的标准已经不是"少油"，而是几乎没有油。好像只要吃点儿油，就会堵血管，这种饮食根本达不到咱们《中国居民膳食指南（2022）》中建议的烹调油摄入量。

少油不是越少越好，之所以花生油、菜籽油、豆油这些烹饪油一直是中国居民煎炒烹炸离不开的调料，是口味的选择，也符合科学的要求。

烹饪油中含有的各种脂肪酸对于人体太重要了，它们可以帮助我们吸收很多有营养的物质。

比如胡萝卜素，它对皮肤、眼睛、免疫等方面好处多多，孩子婴儿期就可以吃胡萝卜泥，在长身体过程中也离不开胡萝卜。但是胡萝卜素要被人体吸收，离不开烹饪油，生吃胡萝卜是不行的，因为胡萝卜素是脂溶性维生素，没有油脂的情况下是难以被人体吸收的。再如番茄红素等对身体非常有益的营养，也是要在油性环境下，才能被充分吸收。

油是从哪里来的?

植物油是从植物的种子里面提取的。种子是植物中最生机勃勃的部分，相当于禽类动物的蛋、水中生物的卵，是生命的原动力。

动物油是从动物脂肪中提取的。对于动物来说，御寒也好、储存能量也罢，都离不开这层脂肪；奶油也是牛奶中的精华，是牛奶煮熟了最上面的一层奶皮子。生命能延续下来离不开这些动物油。

我们科室有很多年轻的小护士，为了苗条好看，不吃肉，吃素食。如果问她们为什么，她们都会说："因为少油啊，我不吃肉，不摄入脂肪，能不瘦吗?"

那我要问大家一个问题了，为什么寺庙里面也会有胖和尚？

大家都看过动画片《三个和尚》，里面高矮胖瘦各异的 3 个人，其中就有个胖和尚。他不吃肉类的油脂，怎么会胖呢？

大家去仔细研究一下素食就明白了。

素食之所以做得好吃，是因为用了大量的油，比我们平时炒个青菜用的植物油可是多了去了。

再说回来，咱们总是强调少油，怎么个少法呢？

日常食物中哪里用到了油？

炒菜用的花生油、豆油、葵花子油；凉拌菜用的芝麻油、橄榄油；肉类食品里自带的油脂；花生、瓜子、核桃等坚果里也有油脂；还有大家平时买的面包、桃酥等各种点心零食里面都添加了油脂。对照我罗列的这些看看，自己每年"进口"多少油分，能算清楚吗？很难，可是身体有自己的办法。

尤其是 40 ~ 80 岁人群，消化功能下降了，饮食太油腻时肠胃都会提醒——太油腻了吃不下去，要适可而止；这一顿吃太多了，下一顿未必吃得下去。

所以少油的标准，改为"身体适应不难受"，要比计算油量容易些。

TIPS

说回《中国居民膳食指南（2022）》建议的 25 ～ 30 克油，实际就是我们家用白汤匙两勺半到三勺的量。如果是多人一同进餐，就按照这个单人单日用油量翻倍烹饪即可。

减少饱和脂肪酸，增加不饱和脂肪酸

摄入油还要注意质量，千万不要被"少油"的"少"字误导了，只关注量。

打个不太科学的比方，咱们很多女同志用化妆品很注意成分，这个油那个脂，抹在脸上亮光光，使皮肤变得光滑细腻；好的油脂吃到肚子里也一样，能够提供血管内皮组织需要的成分，让它光滑、柔韧，充满弹性。

怎么分清哪些是好油，哪些不是？油的种类怎么划分呢？

得舒饮食方案中有这么一句话：高不饱和脂肪酸，低饱和脂肪酸。

饱和脂肪酸和不饱和脂肪酸分别指什么呢？

脂肪酸是由碳、氢、氧 3 种元素组成的一类化合物，根据碳氢链饱和与不饱和的差异可分为三类：饱和脂肪酸、单不饱和脂肪酸和多不饱和脂肪酸。

具体对应的油类是哪些呢？

粗略划分起来，除了鱼油之外，牛油、猪油等动物油都是以饱和脂肪酸为主，植物和鱼类的油多数是以不饱和脂肪酸为主。有一个比较常见的区分方式，就是在常温下呈现固态的油通常饱和脂肪酸含量居多，无法结块的油通常不饱和脂肪酸含量居多。

现在大家的健康意识提高了，很关注怎么吃，不少人和我提起被普遍倡导的"地中海饮食"模式。也因为这种饮食模式，很多人注意到了橄榄油，觉得地中海周边的人群非常长寿的原因中，除了饮食结构之外，一个很大的特色是当地人吃橄榄油。

从营养学角度来说，橄榄油对健康有什么好处？或者更直接地说，对血管有什么好处？

橄榄油最大的特点就是含有大量单不饱和脂肪酸。

给咱们御寒，让咱们长肌肉、长脑子、长细胞组织，这些功能单不饱和脂肪酸都具备，但是它最大的优势是可以调节人体血浆中高、低密度脂蛋白的比例，这一点是非常神奇的。

高密度脂蛋白和低密度脂蛋白都是肝脏合成的，都是载脂蛋白带着胆固醇、磷脂、蛋白质。不同点在于它们的功能"一进一出"——低密度脂蛋白是把营养运进血管以提供养料，高密度脂蛋白是把血管内皮细胞用剩下的营养运出血管。

有高脂血症的朋友看到这里一定很敏感，想到低密度脂蛋白偏高就会紧张。其实不能说胆固醇都是坏的，重点是要分清"好赖人"，"好同志"高密度脂蛋白多一点，"坏朋友"低密度脂蛋白少一点，就能控制好胆固醇总体水平，对于血管非常友好。

而橄榄油通过调整它们二者的比例，能有效降低血脂水平，减少高血压和脑卒中的发病概率，是不是非常友好？

当然了，橄榄油除了含有丰富的单不饱和脂肪酸，还含有维生素 A、某些 B 族维生素、维生素 D、维生素 K 和一些抗氧化物等，都对血管健康有明显助益，不愧是迄今认为最适合人体的食用油。

TIPS

多不饱和脂肪酸可以细分为 $\omega-3$ 不饱和脂肪酸和 $\omega-6$ 不饱和脂肪酸等。要预防心脑血管疾病，建议优先食用含有 $\omega-3$ 不饱和脂肪酸的食用油，主要原因是其包含的二十碳五烯酸（EPA）具有清理血管中胆固醇和甘油三酯的功能，被称为"血管清道夫"；这类食用油中还含有咱们常常在奶粉广告中看到的"脑黄金"二十二碳六烯酸（DHA），这种物质能够软化血管、健脑益智。

"一软一清一加强"，这可不就是血管健康最需要的神奇组合？

除了橄榄油之外，单不饱和脂肪酸含量高的油脂还有菜籽油和花生油，这两种油也是补充单不饱和脂肪酸的不错选择。

既然单不饱和脂肪酸这么好，那是不是多不饱和脂肪酸类的食用油就不推荐呢？

不是的，各有各的好处，只要属于不饱和脂肪酸，都极力推荐。

$\omega-3$ 不饱和脂肪酸存在于哪些食用油里呢？

常见的玉米油、大豆油、葵花子油、亚麻籽油中 $\omega-3$ 不饱和脂肪酸含量是比较多的，在超市货架上也最常见。

可能有朋友说，这么多专业名词、这么多种类，我很难记住。我给您出个主意：食用油经常换种类吃，这次吃大豆油，下次买菜籽油；橄榄油可以家中常备，它对温度的要求比较高，最好用来凉拌。

不能简单地说某种食用油好或坏，只要是取自天然原料的食用油，一般都对身体有益，常换常新就好。

表9　常见食用油中的不饱和脂肪酸含量

单位：克/100克

种类	含量	种类	含量
橄榄油	81.9	茶油	86.0
芝麻油	79.8	菜籽油	86.9

续表

种类	含量	种类	含量
亚麻籽油（欣奇典，有机）	86.4	胡麻油（红井源）	87.1
椰子油（丰益研发中心）	8.1	调和油（鲁花，坚果）	78.3
红椒油（长康）	83.4	辣椒油（厨大哥，香辣）	87.6
红油（香必居）	82.7	鲜花椒油（香必居）	83.9
棕榈超级液油（丰益研发中心）	59.1	棕榈液油（丰益研发中心，24 摄氏度）	51.7
棕榈仁油	18.7	棕榈硬脂	34.4
葵花子油	81.8	玉米油	79.3
大豆油	78.1	花生油	75.5
米糠油（得乐康，特质）	74.2	稻米油（利是）	76.2
葡萄籽油（欣奇典，有机）	81.7	花椒油（太太乐）	80.6
芥末油（喷泉）	78.3	藤椒油（友加，鲜榨）	87.7
麻辣油（香必居）	82.2	红花籽油（丰益研发中心）	87.3
棕榈油（丰益研发中心，38 摄氏度）	46.0	棕榈油（丰益研发中心，41 摄氏度）	43.9

严控反式脂肪酸摄入量

但是有一种油，是非常不好的，要特别提出来让大家注意，这就是反式脂肪酸。《中国居民膳食指南（2022）》中也特别强调，反式脂肪酸每天摄入量应不超过 2 克。

不好在哪里呢？这种物质能够让"坏"的低密度脂蛋白含量上升，"好"的高密度脂蛋白胆固醇含量下降，因此会伤害血管，提高人们患冠心病和动脉粥样硬化的概率。有研究显示，如果每天摄入反式脂肪酸 5 克，心脏病的发病率会增加 25%。

反式脂肪酸可以分为两类：一类存在于天然食品中，一类是人工制造的。

反式脂肪酸的加工和应用最早始于 20 世纪初的德国，采用的技术叫作氢化。人工制造的反式脂肪酸常见于甜品等加工食品中，如果我们注意一些零食的成分表，就会发现"代可可脂""植物黄油（人造黄油、麦淇淋）""部分氢化植物油""氢化脂肪""精炼植物油""氢化菜油""氢化棕榈油""固体菜油""酥油""人造酥油""雪白奶油""起酥油"等，这些物质都含有反式脂肪酸。

还有一部分反式脂肪酸是在烹调过程中产生的。我们常用的液态烹饪食用油，经过 180 摄氏度以上的温度长时间加热，比如油炸、油煎等，都会产生反式脂肪酸。而且加热的时间越长，产生的反式脂肪酸就越多。

天然食物中的反式脂肪酸主要存在于牛羊肉和牛奶中，但是含量不高，而且对身体无害，在营养管理上通常归为饱和脂肪酸，只是在产品上标示为反式脂肪酸，和前述的两种反式脂肪酸完全不一样。

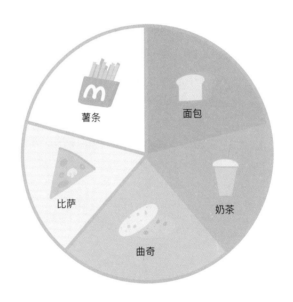

图 17　需要避开的几种高反式脂肪酸食物

所以，对我们有害的反式脂肪酸都是人为加工而成的，避开这类危害需要做到的就是：避免反复使用烹饪油，控制油炸食物摄入，尽量少吃面包、饼干、比萨、薯条、奶茶等甜点零食。虽说完全不吃是不可能的，但是有意识地减少摄入还是非常有必要的。

鉴于反式脂肪酸的危害，丹麦、美国等很多西方国家都明令禁止使用人工添加的反式脂肪酸。这几年我注意到很多零食类食物的营养成分表中，也会特别标注零反式脂肪酸，比如一些汉堡、三明治，这说明厂家越来越注意从健康角度对产品进行把关了。

1. 正确地认识"少油"

人们对于油的认识有很多误区，例如，"油吃得越少越好""吃素就没有油了"等，所以正确认识"少油"是做到少油饮食的第一步。

如何做到少油饮食

```
正确认识"少油" ──┬── 油并非越少越好，每天 25~30 克为宜
                ├── 不吃肉不代表摄入的油就少
                ├── 油的摄入量不好计算，可以把"身体
                │    适应不难受"作为标准
                └── 摄入油脂除了要注意数量，也要注意质量
```

如何做到少油饮食

2. 多吃不饱和脂肪酸

不饱和脂肪酸分为单不饱和脂肪酸和多不饱和脂肪酸，它们对于血管健康都有益处。其中，单不饱和脂肪酸因为具有调节高、低密度脂蛋白比例的功能，是最被推荐食用的油脂。

常见的含不饱和脂肪酸食物

单不饱和脂肪酸：
橄榄油、菜籽油、花生油

多不饱和脂肪酸（ω–3 不饱和脂肪酸）：
玉米油、大豆油、葵花子油、亚麻籽油

3. 少吃饱和脂肪酸

饱和脂肪酸可以为人体提供能量，但饱和脂肪酸如果摄入得太多，会造成胆固醇水平升高，久而久之可能会导致动脉粥样硬化。对于大部分人来说，饱和脂肪酸不需要完全避免，不过量，酌情食用即可。

常见的含饱和脂肪酸食物

除鱼油外的牛油、猪油等动物油

判断标准：
常温下呈现固态的油脂通常饱和脂肪酸含量高

4. 避免食用反式脂肪酸

反式脂肪酸与单不饱和脂肪酸的作用相反，它会将高、低密度脂蛋白的比例往对人体有害的方向调节，从而对血管造成伤害，增加人们患冠心病或动脉粥样硬化的可能。因此，反式脂肪酸是必须避免摄入的。

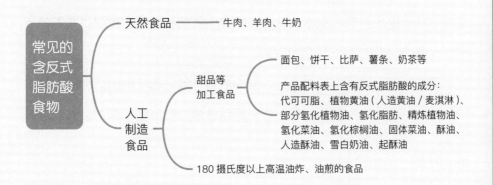

如何做到少油饮食

小 贴 士

虽然牛肉、羊肉、牛奶等天然食品中含有反式脂肪酸，但含量很低，而且对身体无害，可以放心食用。

少糖的背面：高膳食纤维

一谈到糖，很多人第一反应是甜食。其实从营养学角度来说，少糖严格地讲是少"碳水化合物"，而碳水化合物包括糖类和膳食纤维，再详细一点说，就是生成血糖的碳水化合物（糖类）和给肠道微生物提供营养但不产生血糖的碳水化合物（膳食纤维）。

得舒饮食中讲到的多吃不升血糖的膳食纤维，和《中国居民膳食指南（2022）》中提到的少糖是一个意思，都是科学控制血糖、保护血管的极好方式。

远离高升糖指数食品：控制高血糖

哪些食物会升高血糖呢？

我们先了解一下碳水化合物进入人体后是如何生成血糖的：食物中的碳水化合物从胃部来到小肠，消化生成的葡萄糖等物质被吸收后从门静脉进入肝脏，在肝脏留下一部分，还有一部分会直接进入血液成为血糖。

所以血糖浓度会明显受到碳水化合物"升糖能力"的影响。"升糖能力"就是一种食物消化吸收进入血液后能多大程度地提升血糖水平，这种"能力"被称作"升糖指数"（GI）。升糖指数的具体解释就是把葡萄糖的升糖指数定为 100，人体摄入含有 50 克可利用碳水化合物的食物 2 小时后，机体血糖应答水平与摄入 50 克葡萄糖后机体血糖应答水平的比值（血糖应答水平一般用机体摄食后 2 小时血糖应答曲线下面积来表示，需要监测血糖获得血糖应答曲线）。

根据 55 和 70 两个分水岭，食物升糖指数被分为三个档次：比值在 55 以下的食物，被称为低 GI 食物；在 55 ~ 70 之间，被称为中等 GI 食物；70 以上，被称为高 GI 食物。

低 GI 食物的特点是在胃肠中停留时间长，不容易被消化、吸收，饱腹感相对持续时间长，进入小肠后分解出来的葡萄糖进入血液后峰值低而且下降速度慢，测出来的血糖值就比较低；而高 GI 食物正好相反，吃进去之后消化快、吸收率高、葡萄糖释放快，血糖很快就升上去了，测出来的血糖峰值高。

不同食物的升糖指数是不同的（表 10），比如麦芽糖做成的甜食的升糖指数是 105，我们平时吃的馒头的升糖指数是 88，做糖耐量试验喝的葡萄糖的升糖指数是 100，牛奶的升糖指数是 28……

TIPS

　　下午茶时间补充一些富含碳水化合物的点心可以避免低血糖，就是利用精致点心是高 GI 食物的特点。而对于血糖异常的患者，临床上医生会建议其改变用餐习惯，把高 GI 食物替换成低 GI 食物，这样能很好地改善血糖问题。

表 10　不同食物的升糖指数

食物	升糖指数	食物	升糖指数
麦芽糖	105	大米饭（粳米、糙米）	78
葡萄糖	100	油条	75
蔗糖	65	全麦面包	74
巧克力	49	菠萝	66
蜂蜜	73	大米饭（籼米、糙米）	71
馒头（富强粉）	88	西瓜	72

续表

食物	升糖指数	食物	升糖指数
白面包	88	小米粥	60
烙饼	80	荞麦面条	59
面条 （挂面，全麦粉）	57	甘薯 （山芋生）	54
玉米面粥	50	山药	51
酸奶（加糖）	48	南瓜	75
脱脂牛奶	32	胡萝卜（金笋）	71
牛奶	28	菜花	15
马铃薯泥	87	芹菜	15
炸薯条	60	黄瓜	15
香蕉（熟）	52	苹果	36

　　从表10中我们可以看出，并不是食物越甜其升糖指数就越高，作为主食的米饭、馒头口感虽然不甜，但其升糖指数很可观。而一些以甜闻名的

水果的升糖指数反而不高。整体来说，精制米面类和点心蛋糕等加工食品属于高 GI 食物，而水果、乳制品更倾向于低 GI 食物的范畴。

如何避免摄入高 GI 食物呢？

第一，挑对种类。这是最简单的一种方式，通过总结我们会发现，水果、蔬菜、豆类和乳制品等食物，是比较保险的。需要注意的是，同样一种水果，成熟度低的 GI 值肯定比成熟度高的更低、更可控。

第二，想要吃高 GI 食物怎么办？没关系，我们可以用低 GI 食物混搭。就是想吃米饭、馒头时，不需要特别忌口，只要控制数量，然后在食物总量中增加低 GI 食物的比例来中和。比如和蛋白质和脂类食物一起吃，混合搭配降低食物的 GI。

第三，注意烹饪方式，避免过烂过糊。比如太黏稠的大米粥、太软烂的面条，到了肠胃马上被吸收，升血糖作用是最快的。挑对种类，做好搭配，注意烹饪方式，就能远离高 GI 饮食了。

高膳食纤维：减糖捷径，推荐量比膳食指南高

得舒饮食中三大营养素的供能比，均在《中国居民膳食指南（2022）》的推荐范围内，但得舒饮食的膳食纤维的推荐摄入量却高于《中国居民膳食指南（2022）》的推荐值，可见这一营养物质非常重要，但却容易被忽视。

说到膳食纤维，很多人能想到的就是粗粮、蔬菜，其实高膳食纤维食物远不止这些。膳食纤维分为可溶性和不可溶性两种，可溶性膳食纤维是可以帮助调节肠道菌群的，主要存在于水果、蔬菜、豆类和海藻类食物中；不可溶性膳食纤维有加强肠蠕动等作用，主要存在于粗粮、豆类外皮、薯类等根茎类食物、蔬菜茎叶和水果果皮中。

食用高膳食纤维食物有很多优点，其中最突出的是可以减缓食物吸收速度，使人易产生饱腹感，能减缓血糖的上升速度。所以糖尿病患者的建议食谱中会特别强调增加叶菜类、豆类、薯类这些高膳食纤维的食物的摄入。

《中国居民膳食指南（2022）》中要求中国成年人每天应摄入膳食纤维25 ～ 35 克。如何选择高膳食纤维食物呢？我们通常会参考 100 克食物中的膳食纤维含量，其中瓜类食物含水量高，膳食纤维含量低一些，比如黄瓜；相比之下，菌菇类和叶菜类的膳食纤维含量就高很多。

主要的高膳食纤维食物如表 11 所示。

表 11　常见食物的膳食纤维含量

单位：克 /100 克

种类	含量	种类	含量
小麦粉（标准粉）	2.1	豆腐（均值）	0.4
小麦粉（富强粉，特一粉）	0.6	绿豆	6.4

续表

种类	含量	种类	含量
麸皮	31.3	赤小豆（小豆、红小豆）	7.7
挂面（均值）	0.7	蚕豆（带皮）	10.9
米饭（蒸）（均值）	0.3	豇豆	2.3
玉米（水果玉米）（鲜）	2.9	豌豆苗	1.9
马铃薯（土豆、洋芋）	0.7	辣椒（红，小）	3.2
甘薯（山芋、红薯）（红心）	1.6	秋葵（黄秋葵、羊角豆）	3.9
魔芋精粉（鬼芋粉、南星粉）	74.4	佛手瓜（棒瓜、菜肴梨）	1.2
冬果梨	4.3	库尔勒梨	6.7
蒜薹	2.5	香椿（香椿芽）	1.8
瓢儿白（瓢儿菜）	1.6	冬菇（毛柄金线菌）（干）	32.3
芥菜（青头菜）（茎用）	2.8	猴头菇（罐装）	4.2
芹菜茎	1.2	口蘑（白蘑）	17.2
芹菜叶	2.2	蘑菇（鲜蘑）	2.1
香菜（芫荽）	1.2	海带（江白菜、昆布）（干）	6.1
香菜（脱水）	8.2	海带（江白菜、昆布）（浸）	0.9
竹笋	1.8	红富士苹果	2.1
玉兰片	11.3	红香蕉苹果	0.9
香蕉（甘蕉）	1.2	中华猕猴桃（毛叶猕猴桃）	2.6

1. 避免吃高 GI 食物

升糖指数（GI）是衡量食物升糖水平的指标，代表着食物经过消化吸收进入血液后能提升血糖水平的能力。一个食物的 GI 值在 70 以上，就会被称为高 GI 食物。因此，我们可以采取一些方法，避免高 GI 饮食，从而控制血糖，保护血管。

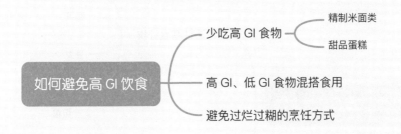

如何避免高 GI 饮食
- 少吃高 GI 食物
  - 精制米面类
  - 甜品蛋糕
- 高 GI、低 GI 食物混搭食用
- 避免过烂过糊的烹饪方式

如何做到少糖饮食

小 贴 士

升糖指数：将葡萄糖的升糖指数定为 100，人体摄入含有 50 克可利用碳水化合物的食物 2 小时后，机体血糖应答水平与摄入 50 克葡萄糖后机体血糖应答水平的比值。

2. 多吃含膳食纤维的食物

膳食纤维是一种多糖，它不易被胃肠道消化吸收，因此食用高膳食纤维的食物可以减缓食物吸收速度，减缓血糖的上升速度。

因此，可以说膳食纤维是控制血糖的"法宝"，对血管有很大的益处。

如何做到少糖饮食

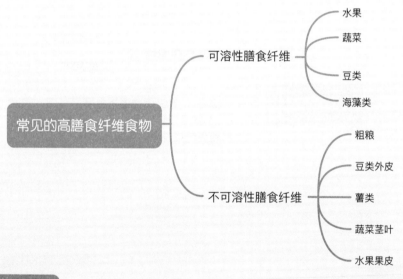

常见的高膳食纤维食物

可溶性膳食纤维
- 水果
- 蔬菜
- 豆类
- 海藻类

不可溶性膳食纤维
- 粗粮
- 豆类外皮
- 薯类
- 蔬菜茎叶
- 水果果皮

小贴士

可溶性膳食纤维的主要功能是调节肠道菌群，不可溶性膳食纤维的主要功能是加强肠道蠕动。

得舒饮食的总原则

总结起来说，得舒饮食的总原则是：高钾、高镁、高钙、高膳食纤维、高不饱和脂肪酸、低饱和脂肪酸——就是"五高一低"。

只要在日常饮食中注意这个原则，就能够控制好高血压、糖尿病和高脂血症三类基础病，大大降低患心血管病及其他疾病的风险。

具体对应到食谱：

第一，谷物：让全谷物成为谷类的主体，可以在其中适量添加一些豆类和坚果，这样高钾、高钙、高镁、高纤维都能涵盖。

第二，肉蛋奶：适量摄入鱼肉和禽肉；减少红肉、油脂的摄入量。

第三，水果蔬菜：保障水果蔬菜足量且品种丰富。

第四，调料：减少糖及含糖饮料的摄入；限制钠盐摄入，巧用香辛调料替代钠盐增味。

利用 2000 千卡 / 日的得舒饮食计划表（表 12），可以帮助人们进行合理的饮食规划，并设计专属于自己的菜单。这是一份指南、一个标准，但具体施行上还是要因人而异。根据不同人群的不同需求，可以用调整份数的方式改变总摄入量或不同类型食物的结构。

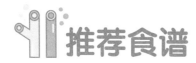

推荐食谱

表 12　2000 千卡 / 日的得舒饮食计划

食物种类	单份食物量	份数
谷物类	1 片全麦面包 或 1 杯早餐谷物 或 1/2 杯杂粮饭 / 热意面 / 熟谷物	7~8 份 / 天
蔬菜类	1 杯生食蔬菜 或 1/2 杯煮熟的蔬菜 或 180 毫升蔬菜汁	4~5 份 / 天
水果类	1 个中等大小的水果（如一个 200 克的苹果或一根 129 克的香蕉） 或 1/4 杯水果干 或 1/2 杯新鲜、罐装或冷冻水果 或 180 毫升纯果汁	4~5 份 / 天
脱 / 低脂奶制品	250 毫升脱 / 低脂牛奶 或 1 杯脱 / 低脂酸奶 或 45 克低脂奶酪	2~3 份 / 天
禽畜肉鱼类	100 克煮熟的瘦肉 或 100 克煮熟的去皮禽肉 或 100 克煮熟的鱼	≤ 2 份 / 天

续表

食物种类	单份食物量	份数
坚果种子干豆类	1/3 杯（或 45 克）无盐坚果 或 1 勺（或 15 克）种子 或 1/2 杯煮熟的干豆	4~5 份 / 周
油脂类	5 毫升植物油 或 5 毫升人造奶油 或 15 毫升低脂奶油 或 15 毫升低脂沙拉酱	2~3 份 / 天
甜品饮料类	12 克糖 或 15 毫升果酱 或 240 毫升柠檬汽水	5 份 / 周

注：1. 1 杯≈装满一个 240 毫升杯子的量。
2. 2000 千卡 =8374 千焦。

PART 03

本自俱足，颐养天年

老子曾说："祸兮福之所倚，福兮祸之所伏。孰知其极？"

人类对于保护和修复血管的医学探索之路恰恰也验证了这句话。

我们都已经知道氧气和血液对于人体的细胞组织有多重要。缺氧、缺血会对我们身体的重要组织器官如心脏、大脑等造成很大的伤害，所以医学工作者一直极力避免患者处于缺氧和缺血的状态。但其实，适度的缺氧、缺血也能对血管有锻炼作用。

血管是可以训练的

1963 年，我国著名生理学、神经生物学专家吕国蔚教授通过研究发现：当人体处于低氧条件时，器官组织为了维持体内环境的相对恒定，会发生一系列积极的反应。吕教授认为这是人体的组织细胞在低氧环境下，具备的一种适应能力。

1990 年，日本科学家 Kitagawa 等人发现：短暂、轻微的脑缺血，如果时间和损伤程度合适的话，可能会减轻之后发生的严重损害所造成的脑损伤程度。

人们把这种"用反复轻度脑缺血来减轻之后严重脑缺血、缺氧损伤所造成的危害"的现象称为脑组织的"预适应"或"预处理"（preconditioning）。很像中国的老话"小病不断，大病不犯""不干不净，吃了没病"，也像咱们已经耳熟能详的"疫苗"作用机理：人工减活的病毒刺激体内产生抗体，使身体做好预适应，等到真病毒侵入时，人体就可以抵抗它们，不打无准备之仗。

祸福相倚

疫苗发明后，人们逐渐认识到，原来坏事也可以变成好事。

我们一直拼命防止的缺血缺氧等情况，如果可以被得当地控制，或许也可以成为保护血管的灵丹妙药和血管自我修复的"练兵场"。这样的猜测吸引国内外学者开始了大量关于缺血缺氧预适应保护作用的研究。

原理虽好，但研究起来却有一个天然阻碍。

众所周知，脑组织对缺血缺氧极度敏感，这正是研究者发现这个机理的前提。可是"成也萧何，败也萧何"，大脑是人体"司令部"一般的存在。练"兵"如果上来就练"司令"，搞不好就变成了"擒贼先擒王"，容易闯大祸。显然在脑部直接进行缺血缺氧的适应性训练是不现实的。

那怎么办呢？难道这种通过训练获得缺血缺氧耐受能力的治疗方法，就不能为脑血管病患者所利用了吗？

直到 1993 年，美国学者 Przyklenk 发现：心脏中一支血管供血区域组织的短暂缺血，会诱导另一支血管供血区域组织产生缺血耐受。有点像中医说的"上病下治""头痛医脚"。这个发现打破了必须在患处进行缺血预适应训练的思路，由此他提出了"心肌远隔缺血适应"的概念，"远隔"这个概念经临床验证得以诞生。

同理可推，在其他部位进行缺血预适应训练，也可能对脑组织产生保护作用，通过远隔缺血预适应提前对血管进行锻炼有了理论上的依据。

这也为我们团队后来在人体其他位置进行缺血预适应训练，进而为研究和实践保护脑组织的血管训练术奠定了理论基础。

求医不如求己

对于我们医生来说，教学、治病和研究都是工作。教学固然能带出一些学生，但每年培养的人数有限。

而救治患者的数量，其实也有限。

大家都知道，医生平时出门诊给一个患者看诊的时间，都是以分钟计的。像我，一个下午 5 小时最多能看 49 个患者。尽管下班时我已筋疲力尽，但还有很多患者挂不上号，只能等下次。

每每力所不能及的时候，我就会想，一个医生从进入临床的第一天起，看 30 年门诊直到退休，一辈子最多只能看一万多个患者，这个数量是有限的、数得出来的。这对于心脑血管疾病患者的庞大数量来说，微不足道。

研究的意义是什么？它不仅限于临床和医院，预防、康复等只要和医疗相关的部分都可以涉及。如果能够通过学术研究建立一种科学的临床路径、纠正一种错误理念、创造一种新兴方法、研发一种有效仪器，就能打破门诊坐诊的局限，挽救更多的患者。

抱着这样的想法，我和团队毅然决然走上了血管训练术的探索之路。

一开始，我们研发出的产品是鼻罩。

这种鼻罩能够帮助患者在吸氧时调控氧气浓度，需要医生协助才能进行，只能在医院里操作。而大部分心脑血管疾病的慢病患者都是老人，平时在家里是没有条件使用的。鼻罩的适用性、便捷性和安全性都达不到要求。

后来，我们从肢体远端（也就是胳膊）缺血适应领域切入思考，对大血管、小血管堵塞的治疗，脑卒中急性期的治疗以及脑卒中康复训练等，都做了一系列的临床应用研究。

高原反应消失了

最早试用这套方案的是我国的援藏干部们。

大家知道，我国经常会派遣援藏干部前往雪域高原进行对口支援。很多援藏干部在去高原之前，是没有高血压的，但到了高原就患上了高原高血压。

这种高原高血压很难降下来，因为这是人体为了适应高原缺氧的环境做出的应激生理反应。而且这个时候吃降压药效果不好，就算通过吃药把血压降下来了，只要身体感觉到缺氧，血压就还是会升高。

这就像我们平时最常见的发热。

病毒入侵人体引起发热，是身体的一个正常应激反应。白细胞要战斗，要赶走病毒，发热不可避免，对不对？

同样的道理，到了高原，身体缺氧，只有血压升上去，才能有足够的劲儿把血打到该去的心、肝、脾、肺、肾、脑等器官。这个时候，其实很多人感受不到在平原地区血压升高的那种不舒服（比如头晕目眩、四肢乏力等），反而是血压降下来后，会感到不舒服。

为什么呢？因为这时候身体需要血压升高来解决问题，这时血压升高并不是一件坏事情，只是一种应激状态。但是长期高血压状态会使血管持续遭受压力，一定会发生副作用，例如引起血管损伤，进而引发脑梗死、心肌梗死等一系列疾病。

即便是生活在高原的当地人，我们也发现：同样的维度，海拔越高，人们发生脑卒中的年龄越年轻，发生脑卒中的面积也越大。

就像宇航员在去往环境不适合人体的外太空前，必须经过许多超越人体极限的训练，提前适应。普通人去往高原，也应让身体提前适应。

人体进化到今天，不知道经历了多少"适者生存"。为了更好地生存，它储备了足够的智慧，并不缺"不打无准备之仗"的能力——所以我们可以提前制造缺血缺氧的环境，给人体以小的刺激，让身体逐渐适应这种环境，增强自身的调节能力和代谢能力。这样一来，当人体真的遇到缺血缺氧的环境时，就不会反应过度，血压也就不会升高了。

我们为援藏人员使用这套预适应方案进行了训练。测试后，结果显示缺血预适应治疗果然可以大幅度降低人们的高原反应，包括由急性高原反应和慢性高原反应引起的高血压、氧饱和度下降、心脏不适、失眠等一系列问题。这让我们和援藏干部都感到欢欣鼓舞。

脑梗死复发率奇迹般降低

2012 年，我们把 68 个颅内动脉狭窄的脑卒中患者分为两组（表 13），其中 A 组的 38 个患者每天使用双侧上肢血压袖带进行血管训练术锻炼。标准训练方式如下：每个训练周期都对上肢血流进行 5 分钟加压阻断和 5 分钟压力释放，每次 5 个训练周期，每天两次，连续 300 天。

和没有进行训练的 B 组患者对比，我们发现没有经过训练的患者在 90 天内和 300 天内的脑卒中复发率分别为 23.3% 和 26.7%；而经过血管训练术锻炼的患者 90 天内和 300 天内的脑卒中复发率分别为 5% 和 7.9%。这说明血管训练术预防脑卒中复发的临床效果很好。

2017 年，我们又把 189 个严重颈动脉狭窄的脑卒中患者分为三组（表14）：A 组使用血管训练术；B 组虽然也使用血管训练术，但没有完全按照上述标准训练方式进行训练；C 组没有使用血管训练术治疗。从颈动脉支

表 13　2012 年血管训练术对脑卒中复发率影响的对照研究结果

训练组别	训练方式	90 天内脑卒中复发率 / %	300 天内脑卒中复发率 / %
A 组	标准训练方法	5	7.9
B 组	未经过训练	23.3	26.7

架手术前两周开始，每天给 A、B 两组患者做两次血管训练术，支架手术后，脑梗死的发生率 A 组为 15.87%，B 组为 36.51%，C 组为 41.27%。A 组脑梗死发生率最低，治疗效果明显好于其他组。

同年，我们把血管训练术用于改善脑小血管病患者的预后（表 15）。30

表 14　2017 年血管训练术对颈动脉支架手术后脑梗死影响的
对照研究结果

训练组别	训练方式	颈动脉支架手术后脑梗死发生率 / %
A 组	标准训练方法	15.87
B 组	不按标准训练	36.51
C 组	未经过训练	41.27

注：各组别均在颈动脉手术前采取相应方式训练。

个患者分为两组：一组实验组，一组对照组。团队前期试验结果证实，人体缺血预适应训练压力为 180 ～ 220 毫米汞柱效果最佳。因此我们对实验组患者每天进行两次缺血预适应训练，每次加压达到 200 毫米汞柱。而对照组每天也进行两次缺血预适应训练，但是每次的压力只有 50 毫米汞柱，这一压力可以保证训练时患者感受到的仅仅是膨胀的感觉，实则并没有阻断血流。在接下来一年的时间里，我们发现，实验组患者的脑白质病变情况和认知功能都有改善，而对照组患者脑部的病灶及认知功能较治疗前基本没有明显的变化。这说明血管训练术在起效。

这些研究成果让我们得到了极大的鼓舞，也更加坚定了推广血管训练术的决心。

表 15　2017 年血管训练术对脑白质病变和认知功能影响的
对照研究结果

训练组别	训练方式	脑白质病变和认知功能变化
实验组	每天两次，每次加压 200 毫米汞柱	有所改善
对照组	每天两次，每次加压 50 毫米汞柱	无明显变化

血管训练术是吉训明教授及其团队根据缺氧缺血预适应原理，研发出
的适合中国人的血管病预防和治疗方案。

什么是血管训练术

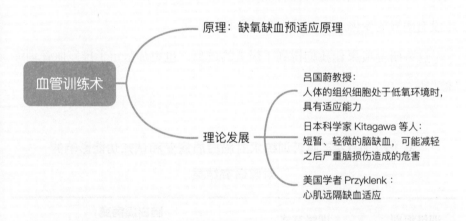

血管训练术

原理：缺氧缺血预适应原理

理论发展

吕国蔚教授：
人体的组织细胞处于低氧环境时，
具有适应能力

日本科学家 Kitagawa 等人：
短暂、轻微的脑缺血，可能减轻
之后严重脑损伤造成的危害

美国学者 Przyklenk：
心肌远隔缺血适应

生命自带备份通道

在推广血管训练术的过程中，有患者对我说：

"大夫，这个训练术怎么就能改善脑部供血，产生脑保护作用了呢？你看我理解得对不对。因为压住血管的时候，阻断血液循环存了很多血，然后一放松，大量血涌出来，一下就冲到了脑部，这样脑部供血就比平时多了，是这样吗？"

这个理解听着很生动，但事实上，血管那么复杂，这个保护过程要复杂得多。

养兵千日，用兵一时

咱们前面讲过了，血管训练术的作用原理是缺血缺氧预适应，具体怎么操作呢？

如果大家有去按摩的经验，可能会遇到按摩师做这样一个手法：从手腕处开始按压，一环套一环地一直按到关节处。在这个过程中你可以看到整个手掌慢慢失去血色，越来越苍白，并感受到温度降低。在关节处压 10 秒左右松开后，会感觉到血突然涌到指尖。

血管训练术用的也是相同的方式，只是将手动方式换成了使用充气袖带的方式。

"充气袖带"这个词大家听起来可能会觉得陌生，但如果我告诉大家，它其实就类似量血压时用的血压计，你是不是就恍然大悟了？

血管训练术的操作方法，简单来说就是测血压——先利用充气袖带在上臂加压，完全阻断血流，这时的感受是胳膊受压膨胀，手指发麻，这代表胳膊上臂这个位置缺血缺氧了。几分钟后再放松袖带，恢复血流。几分钟后再加压，就这么关闸、开闸反复 4 ~ 5 次。

上臂经过反复、多次、短暂的非损伤性缺血刺激后，人体就会被激发出大量内源性抗缺血缺氧的保护物质，形成缺血缺氧的"抗体"。

这些"抗体"随血液循环的线路到达全身，不管是远端的胳膊、腿还是心、肝、脾、肺、肾等内脏器官，以及大脑的血管，都能获得保护。在损伤性缺血缺氧发生前，不断积累"抗体"，不仅能预防缺血性心脑血管病的发生，危急时刻还能达到治疗目的。

"养兵千日，用兵一时"的血管训练术，是怎么加强血管耐受性的呢？

找对"钥匙"，缺氧是可以耐受的

在进行缺血预适应训练时，我们的身体会产生更多的低氧诱导因子 -1（hypoxia-inducible factor-1,HIF-1）。这个因子是哺乳动物组织细胞中有关缺氧耐受的因子，它参与多种与缺氧有关的因子，例如促红细胞生成素、血管内皮生长因子、血红素氧化酶 -1、扩血管因子（一氧化氮合酶）等的转录过程。这些基因产物能够增强缺血组织的氧合能力，降低细胞的耗氧量，从而缓解氧气的供需矛盾，维持身体对缺氧状态的耐受力。

除了低氧诱导因子 -1，我们的身体还会产生很多体液因子来缓解供氧矛盾。

一是促红细胞生成素。从名字大家就能看出来，这个因子是促进造血细胞增殖分化的，最终会促进红细胞的生成。红细胞大家都很熟悉，它是我们身体里运输氧气和二氧化碳的"运输工"，多造出红细胞，就能多输送一些氧气给机体缺氧的组织器官。

当机体在进行缺血预适应训练时，大脑会产生更多的神经生长因子诱导 A（nerve growth factor induced-A，NGFI-A），这种因子具有神经保护作用。

二是腺苷。腺苷是我们身体能量代谢后产生的物质，大量产生时，可以防止大脑因缺血而引起神经细胞死亡，具有保护神经的作用。

三是一氧化氮合酶（NOS）。一氧化氮合酶能够促进一氧化氮的生成，一氧化氮能够扩张血管，从而给缺血组织带去更多的血液。咱们老百姓吃的很多降压药，里面就含有一氧化氮成分。

四是缓激肽、阿片类物质。在进行缺血预适应训练时，我们的身体会产生一些缓激肽或阿片类物质，这些物质会激活细胞内的信号通路（例如PKC 传导通路），导致线粒体敏感性钾通道（MitoKATP）开放。这个通道类似于一个能量通道，能够增加细胞内的腺苷三磷酸（ATP）含量（也就是增加能量），从而增强细胞在缺血缺氧情况下的抵抗力。

表 16　血管训练术刺激产生的保护因子对组织器官的作用

保护因子名称	作用
低氧诱导因子 –1	参与多种与缺氧有关的基因转录，维持身体的缺氧耐受能力
促红细胞生成素	多造出红细胞，为组织器官供氧
神经生长因子诱导 A	保护神经
腺苷	防止大脑神经细胞死亡
一氧化氮合酶	扩张血管，为组织供血
缓激肽、阿片类物质	激活细胞内信号通路，增强细胞抗缺血缺氧能力

大脑的"保护欲"一触即发

当我们做血管训练时，信号会随神经纤维传递到大脑或脊髓，使其发出指令来激活我们人体的迷走神经，释放乙酰胆碱等神经递质，导致相关体液因子如腺苷、胰高血糖素样肽 −1（glucagon−like peptide−1,GLP−1）等释放，随后在心脏等器官发挥保护作用。

说得通俗点，就是神经受到刺激之后，激活了前面讲的体液机制，产生了保护因子。

另一方面，做血管训练时产生的刺激也可以减弱交感神经兴奋，这样的好处是，可以改善血管或器官的反应性充血，减轻内皮功能障碍，提高一氧化氮（NO，一种舒张血管的分子）的生物利用度，这些都有助于避免组织器官缺血缺氧。

我们在临床研究中已经发现，为脑血管闭塞患者进行血管训练术治疗，能促进其血管新生和侧支血管重塑，明显改善其缺血区脑组织血流灌注，从而促进神经康复。我们前面说过，细胞生长修复需要的营养都在血液里，只要血流灌注情况有所改善，神经康复的效果就会更好。

把炎症消灭在摇篮里

目前研究表明，缺血性脑卒中发生后，有多种炎症因子产生，且其活性增加，参与了脑损伤的关键病理生理过程。

而要消除炎性反应，一定要用到我们身体里的免疫系统。咱们老百姓都了解，感冒、发热、扁桃体发炎了怎么办？消炎。到医院，医生是怎么确认炎症的呢？一验血，白细胞数值比平时增多了，就证明人体有炎症了，因为白细胞属于抗击炎症的"专属部队"——免疫细胞。

反复进行血管训练术治疗后，患者体内的外周血中的 T 淋巴细胞和 B 淋巴细胞数量会显著增加，这两种细胞都是我们人体的免疫细胞，可以抵御外敌，保护人体，能极好地保护大脑免受缺血损伤。

身体在缺血缺氧情况下释放出的缺血信号、激发出的保护因子和免疫细胞，对脑血管疾病尤其是脑卒中的预防和修复是极其有效的。血管训练术不但可以促进脑部小血管新生及微血管重塑，促进侧支循环的形成，改善脑部供血；还可以增加脑组织对缺血缺氧的耐受力，减少缺血缺氧引起的脑细胞损伤及凋亡，进而降低脑卒中风险，减轻脑卒中症状。

功能可改善，损伤可修复

我们通过很多研究发现，血管训练术对心脏、肾脏、肝脏、肺等很多器官都有很好的保护作用。

例如，有研究表明，每天进行两次缺血预适应训练，连续 6 周，可以改善稳定性心衰患者的心功能；做过心脏手术的患者发生急性肾损伤和急性肺损伤的风险较高，缺血预适应训练显著降低了心脏手术后急性肾损伤和急性肺损伤的发生率；对于做过肝脏切除术的患者来说，缺血预适应训练也显著改善了术后的肝损伤情况。

相对于传统药物治疗和手术治疗，血管训练术更安全、更经济、更便捷，不但能够降低长期药物治疗带来的副作用，还能避免手术治疗风险，适用人群广泛，尤其适合高龄老人。

你所不知道的极限

英国哲学家赫伯特·斯宾塞在《生物学原理》开篇，就为生命下了一个定义："生命，就是为了适应外部关系而对内部关系不断进行调整的过程。"

如果我们站在万年亿年的时间长河里去看人类，"适应"这两个字是刻在基因里的超能力，在存活下来、繁衍下去的进程中，人体有很多备份通路的智慧。

有一次和学生们聚餐的时候，一个学生回忆起自己的姥姥。

20世纪80年代，她的姥姥40多岁，被诊断出风湿性心脏病，呼吸困难，正当壮年却做不了什么体力活了。一家人到了县城医院，医生诊断说，心脏情况已经很糟糕，也做不了手术，回去准备后事吧。

后来，老人家60多岁去医院动手术的时候，正好碰见当年给她"判死刑"的医生。医生吓了一跳，没想到那么糟糕的心脏支撑了这么久，赞叹了一句："老人家求生欲太强。"

我们正常人血氧饱和度低于98%都会感到难受，低于95%状况就非常危急了。但是她在80多岁的时候，血氧饱和度只有90%，也可以正常思考、聊天。虽然经年累月后慢慢不能下床了，头骨也变形了，但也比医生预期的多活了近40年。可以说，老人把常人难以适应的缺血缺氧活成了常态。

为什么可以如此呢？

2019年的诺贝尔生理学或医学奖或许能给我们一些回答。

这一年的奖项颁给了在氧气感知方面做出贡献的3位科学家——

美国癌症学家威廉·凯林（William G.Kaelin Jr）、英国医学家彼得·拉特克利夫（Sir Peter J.Ratcliffe）和美国医学家格雷格·塞门扎（Gregg L.Semenza）。

3 位科学家发现了低氧诱导因子 (hypoxia- inducible factor-1, HIF-1)，阐明了对人类生存至关重要的氧气感知通路。

这条神奇的氧气感知通路的机制就像咱们俗话说的"钱多了多花，钱少了少花"一样，氧气够了不启动，氧气不够了才换这条路。

氧气感知通路让细胞代谢能够适应不同的氧气水平。比如在肌肉剧烈运动需要大量氧气时，使其他细胞的耗氧量相对降低；再如缺氧状态下会出现新血管生成和红细胞增多的现象。我们的免疫系统和许多其他生理功能同样受到这一代偿性机制的调节，以减少氧气不足造成的人体损伤。

氧气感知通路的发现，也进一步证明了缺血缺氧预适应的科学性——防患于未然的血管训练术对于人体血管的保护是有效的。

这已经不是第一次关于氧气与人体机能相关性的研究获得诺贝尔生理学或医学奖评委的青睐了。

1931 年，德国生理学家、生物化学家、医生奥托·海因里希·瓦尔堡（Otto Heinrich Warburg）发现，几乎所有动物细胞中的线粒体都会利用氧气把食物转化为能量。他将其命名为呼吸酶，解释了氧气在细胞中如何运作。

1938 年，这个奖项又颁给了比利时生理学家柯奈尔·海门斯（Corneille Heymans）。他发现颈动脉体（位于颈部两侧的大血管附近）含有专门的细胞来感应血液中的氧气含量，解释了颈动脉体如何感知血氧，从而直接与大脑交流来控制呼吸频率。

血管训练术可以通过产生保护因子、刺激器官周围神经、增强人体免疫力等方式，有效预防和治疗血管病。

1. 产生保护因子

经过血管训练，人体会产生一些低氧诱导因子和体液因子来缓解供氧矛盾。

产生保护因子，
提高器官对缺氧的耐受

低氧诱导因子 −1：参与基因转录，利用基因产物增加缺血组织的氧供能力

促红细胞生成素：促进造血祖细胞增殖分化，生成大量红细胞为组织器官供氧

腺苷：大量产生时，可防止大脑因为缺血引起的神经细胞死亡

一氧化氮合酶：
一氧化氮合酶能够促进扩张血管的一氧化氮的生成，增强缺血组织供血

缓激肽、阿片类物质：
激活细胞内的信号通路，使MitoKATP通道开放，增加细胞的能量，提高细胞抗缺血缺氧能力

2. 刺激周围神经兴奋

血管训练可通过激活人体迷走神经、减弱交感神经兴奋度的方式预防血管病。

血管训练术激活人体迷走神经，释放神经递质，使相关体液因子如腺苷、胰高血糖素样肽 –1 等释放，保护器官

让器官周围的神经兴奋，产生保护作用

减弱交感神经兴奋度

改善血管或器官的反应性充血

减轻内皮功能障碍

提高一氧化氮的生物利用度

血管训练术如何防治血管病

3. 增强免疫力

通过血管训练，可以增加外周血中的 T 淋巴细胞和 B 淋巴细胞数量，保护大脑免受缺血损伤。

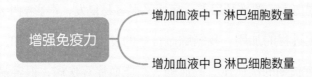

小 贴 士

T 淋巴细胞、B 淋巴细胞都是人体的免疫细胞，可抵御外来入侵物质，提高人体免疫力。

科学使用血管训练术

我是研究和治疗脑血管疾病的临床医生，说实话，医生内心最盼望的是"人间无病药生尘"。但当患者走到脑血管疾病这一步时，往往时间紧、任务重，要么损伤大，要么预后差，病情又很容易复发，很影响生活质量。

随着老龄化进程的加剧，我国脑血管病的发生率也随之增加，有很多中老年人都患有长期的高血压、高血糖、高脂血症等疾病，很容易发生动脉粥样硬化，从而引起血管狭窄。

不是药物胜似药物

血管训练术最大的优势在于，它既不是药物手段、手术手段，也不是必须由专业医生亲自操作、必须来到医院才能完成的治疗方案，而是靠大家自己就可以完成的训练。通过这个方式对人体进行间断、反复、安全、有效的缺血预适应训练，可以激发人体产生保护物质，并让这些物质随着血流到达全身，从而实现对器官的保护。

大量临床数据显示，血管训练术在各类相关疾病的预防和治疗过程中都发挥了非常积极的作用。

首先，血管训练术可以降低手术概率。

大家要知道，由血管狭窄引起的急性心肌梗死和脑梗死，与一般的急性心肌梗死和脑梗死是不同的。血管狭窄的患者可以通过长期规律的血管训练，帮助身体产生侧支循环，从而在心肌梗死和脑梗死发生时，不需要再使用支架或外科手术进行治疗。

其次，血管训练术可以帮助患者延缓病程。

血管训练术简单便捷，可以在患者发作急性期使用。也就是说，在患者还未到达医院之前，在家中或者救护车上时，可以通过该技术来保护患者的心脑组织，为急救提供机会和条件。有研究证明，在患者心肌梗死或脑梗死发作急性期紧急采取缺血预适应训练是可以减小心肌坏死、梗死面积和水肿等损伤的。

最后，血管训练术能够促进康复。

血管训练术可以激发人体产生保护物质，对血管和神经产生保护作用，促进侧支循环的形成，并进一步促进神经网络环路的形成。因此，该训练术可以用于心脑血管疾病的康复治疗，能够在药物治疗和功能治疗的基础上，提高患者的康复治疗效果。

小血管硬化：大河不满小河干，打通最后一公里

患者信息		
性别：男	身份：退休高中教师	居住地：江苏扬州
治疗经历		

症状：影响正常生活的头晕。
病因：基底动脉重度狭窄，存在广泛的小血管硬化。
初步治疗情况：采用脑血管支架手术治疗，一周后患者头晕症状复发。
血管训练术治疗方案：用水银血压计进行血管训练，坚持 3 个多月。
血管训练术治疗效果：头痛减弱，视力恢复，耳鸣减少，睡眠安稳。

我至今还能非常清晰地记得第一位使用血管训练术的患者。

这位患者是江苏扬州的一个高中老师，他退休后有个习惯，就是每天都会和朋友打牌。时间久了，他发现自己常常会头晕，这种晕已经影响到正常生活了，走路也晕，坐下打牌也晕。到医院一查，发现是基底动脉重度狭窄。

他在网上查询，发现首都医科大学宣武医院的神经介入专家团队擅长颅内血管介入治疗，就来门诊找我诊治。

我们知道，头晕有很多原因，其中一个很常见的原因就是脑供血不足。广告中表达脑子灵光的时候，都喜欢把大脑画成灯泡的形状，一动脑就亮起来。而脑供血不足就相当于大脑"灯泡"的电力不足了。为什么电力不足了呢？很常见的原因就是"线路"出了问题——基底动脉重度狭窄。

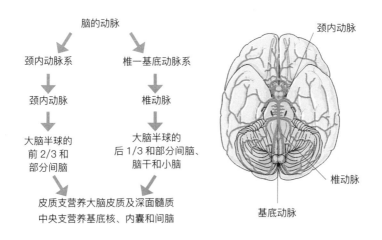

图 18　大脑动脉环

基底动脉很特殊，它由两侧椎动脉合并，
沿着颅内脑桥下面走行，进一步形成大脑后动脉，
供应脑桥、小脑和大脑后部以及内耳区域的血流。
故事中的高中老师就属于基底动脉重度狭窄。

基底动脉的位置很特殊，它由两侧椎动脉合并，沿着颅内脑桥下面走行，进一步形成大脑后动脉，供应脑桥、小脑和大脑后部以及内耳区域的血流。

支架手术很顺利，术后当天患者表示感觉自己眼睛都亮了。是啊，血管宽了，血流畅通了，给眼睛供血的血管自然也跟着畅通了，眼睛可不就看得更清楚了。

于是，这位患者开开心心回扬州了。

谁知一个星期后，他给我打电话说还是头晕，这个症状在放完支架后并没有消失。

放完了支架，照理说基底动脉狭窄的状况已经改善了，脑供血一定比之前充分，为什么还是会出现头晕的症状呢？这说明他的头晕并不是单纯由血管狭窄引发的供血不足造成的，而是身体里还存在广泛的小血管硬化。

我们常说，"大河不满小河干"。当"大河"已经不满了，"小河"可能也就没水了。但我们通常只会盯着大血管看，忽略小血管。

我们去医院体检的时候，通常的检查方法都在关注大血管，很少看小血管怎么样。因为各种检查中无论是拍片子还是做核磁共振，都精细不到小血管这个层面。

可回到记忆力减退、睡眠不好、性格变化等一系列的症状来看，又可以判断出，问题实际上出自小血管。

思路定了，却出现了新的问题：小血管的问题怎么解决？由于诊断不了是哪根小血管出问题，所以手术和药物治疗都无法进行，患者又远在扬州。

于是我就建议这位患者试试使用水银血压计来训练血管。

当时还处于血管训练术的早期研究阶段。根据我们动物实验的结果，我给患者制定了一个粗略的方案——每次用血压计阻断胳膊血流 5 分钟，然后放开，休息 5 分钟后，再接着阻断，如此重复操作 5 次，每天早晚各做一次。

这个患者很认真，坚持按照我说的方法做了 3 个多月。有一天他给我打电话，很高兴地告诉我："效果非常好，再也没有头晕过。"

这是第一位从血管训练术中受益的患者，这次治疗的成功让我们临床医生更加确信这个方法可以改善小血管硬化。

颈动脉重度狭窄不想放支架：大路不通走小路

患者信息		
性别：女	年龄：70 多岁	身份：研究院退休工程师
治疗经历		

症状：后脑勺疼，耳鸣，视力衰退明显，睡眠不好（多梦）。
病因：双侧颈动脉重度狭窄。
初步治疗情况：保守治疗，不做手术。
血管训练术治疗方案：使用血管训练术，坚持两三个月。
血管训练术治疗效果：头痛减轻，视力恢复，耳鸣次数减少，睡眠安稳。

　　血管训练术的第二个患者是一位曾在研究院工作的女工程师，找我就诊时她已经 70 多岁了。

　　那一段时间，她总是感觉自己后脑勺（枕后部）疼；常常出现耳鸣；虽说老花眼多年，但是视力突然衰退明显；睡眠也不太好，总做梦。到医院一检查，发现双侧颈动脉重度狭窄。

　　颈动脉如果只有一侧重度狭窄，还可以凭着另一侧供血，并无大碍。但两侧都重度狭窄，就会严重影响脑部供血——因为它的位置太特殊了。我们从图 19 就可以看出来，颈动脉是为脑部供血的主干道，如果不尽早对颈动脉狭窄进行干预，可能会导致大脑缺血缺氧。

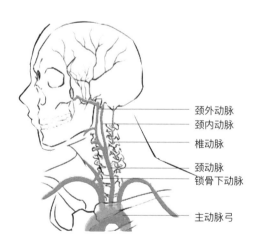

图 19　脑的动脉走向（外侧面）

颈动脉是为脑部供血的主干道，
如果不尽早对颈动脉狭窄进行干预，可能会导致大脑缺血缺氧。
故事中的退休女工程师就属于颈部动脉狭窄。

当时就诊医院的医生建议患者做支架。

可是患者觉得自己年龄大了，更愿意接受保守治疗，不愿意放支架，也不愿意做手术。她和医生说除了手术其他方式都可以接受，还一直在追问有没有其他的办法。

恰好这家医院的医生知道我们团队正在进行临床研发，就把她推荐到我这里了。

了解了她的情况后，我告诉她，在规范控制血脂的同时，她可以尝试使用血管训练术进行配合治疗。当时我们的配套仪器已经研制出来了，可以供患者来医院使用。于是她按照我的建议尝试了一段时间，逐渐头痛减弱、视力恢复、耳鸣减轻，甚至睡得也安稳了些。后来她的病情越来越稳定，基本上没有再发作过。

一年后，她到初诊医院复查。医生对照之前的病历，发现她的脑部发生了两个变化：一是通过脑 CT 灌注成像发现脑血流量增加了；二是脑代谢 PET[1] 显示之前由于脑缺氧而在脑部出现的斑斑点点已经消失。

做脑代谢 PET 的医生并不知道患者使用过血管训练术，觉得这位患者的改变很奇怪，甚至怀疑她之前患过传染病，现在传染病好了，才使得脑部斑点消失。于是医生把患者叫了过去，问她："你之前得了什么传染病？是去哪里传染上的？"

1　PET：正电子发射断层显像。

这位患者告诉医生，她之前没有得过任何传染病，是因为颈动脉狭窄导致供血不足，脑部才出现了斑斑点点，病情能改善是因为用了血管训练术治疗。

这位医生非常激动，主动找到我说："你们能研制出这种办法治疗脑部疾病，真是太了不起了！我能配合你们做些什么吗？"

我听了也很高兴。当时血管训练术的研究刚刚起步，需要很多临床方面的帮助。比如在 PET 检查方面，一直只有一种检测代谢的核素探针，没有检测脑血流的核素探针。虽有缺血缺氧预适应理论支持，且我们也相信血管训练术能通过增强血流来改善代谢，但耳听为虚，眼见为实。如果血流的增强能够被探测到并可以被真真切切地看见，那就更能证明血管训练术有效了。

于是我提出请求，希望他帮我们把脑血流的探针研发出来。

经过一年左右的时间，他果真把检测脑血流的探针研发出来了。由此我们医院成了目前全国唯一一个既能做 PET、CT 检查，又能做 PET 核磁脑血流探针检查的医疗机构。

这对患者们的帮助太大了。

过去，由于血管狭窄或者闭塞导致代谢异常，很多患者一抬头就容易缺氧头晕。支架放不了，搭桥也无用，只能躺着忍受，一点办法没有。

但有了脑血流探针后，我们就可以帮助患者进行血流和代谢的评估了。

数据明明白白，治疗才有的放矢。

　　患者还可以在使用血管训练术训练 3 个月后，再次进行评估，这样就可以清楚地了解到病情改善了多少，训练有没有帮助建立侧支循环，控制病情发展的效果怎么样……这个反馈是快速、直接且明确的，能让患者看到坚持治疗的意义。

　　慢慢地，如同被激发出体内的自愈力一般，很多患者都能完全恢复正常了。

　　有个北京通州的患者就是这种情况。

　　他才 40 多岁，头部两侧血管已完全闭塞，颅内血管和颅外血管状况都很糟糕，人已经瘫痪了。

　　在这种情况下，仅仅做康复治疗很难见效，只能勉强维持生命，但生活质量会很糟糕。

　　后来，我们一边帮他做康复治疗，一边做血管训练。没想到两三个月后，他已经完全能自主行走了，训练效果之好连他的康复医生都很吃惊。

　　这时我们对他的血管进行了检查，发现之前闭塞的血管附近重新长出了新的侧支血管，而且长得非常好。血流无法到达远端时，相关组织的功能会减弱甚至丧失。现在通过这些重新建立的"小路"，血流另辟蹊径。远端组织在血液的滋养下，功能也就基本恢复了。

　　一个人正当壮年时，丧失了自主行动能力，可以说是毁灭性的打击。

在临床上这位患者的情况几乎被判定为没有希望。但通过基础疾病的治疗，生活方式的规范和血管训练的执行，他还是回到了正常生活中。这对他来说太意外了，如同获得新生。

这样的患者还有很多。

脑梗死堵了 3 根主血管，依旧健康自如

患者信息		
性别：女	年龄：70 多岁	身份：退休老人
治疗经历		

症状： 头晕，轻症脑梗死反复发作。
病因： 4 根为大脑供血的主干道血管中，有 3 根狭窄程度达到 90% 以上。
初步治疗情况： 身体不便手术，长期服药，效果不好。
血管训练术治疗方案： 血管训练术、药物、生活方式管理的综合治疗，坚持 10 年。
血管训练术治疗效果： 头晕情况改善，脑梗死不再复发。

有很多人因为脑梗死、心肌梗死到医院来看病，一检查才发现是动脉粥样硬化导致的血管堵塞。这些患者总是很意外，不停询问医生："我怎么

突然就脑梗死了呢？"

他们不知道的是，血管并非突然堵塞，而是从一点一滴小损伤逐渐发展到粥样硬化的。

我一般会问："你平时抽烟吗？喝酒不？血压、血脂和血糖高不高？有没有定期做体检？有没有出现过房颤？体重有没有超标？体检报告里面的同型半胱氨酸值高不高？"很多人都是一头雾水。吸烟、饮酒确实不是好习惯，但是和血管有什么关系呢？他们不清楚。知道高血压、高血糖和高脂血症这"三高"要预防，但是这些和血管又有什么关系呢？他们也不明白。

其实这些错误生活方式和危险因素结合到一起，无时无刻不在损伤我们的血管。血管受到损伤后，血液里一些不良物质就会沉积在血管壁上，就像堆垃圾一样，越堆越高；也可以说像家里的水管，时间长了，水管壁上会长水垢。血管里存的垃圾多了，天长日久就出现了"动脉粥样硬化"。

而动脉粥样硬化是血管出现问题的一个早期表现，如果任由它发展，斑块就会越长越大，越长越多。血管会慢慢变得狭窄，再严重一些还会把整个血管堵住，导致血液流不过去，从而引发缺血性的脑梗死和心肌梗死。

当然，我也能理解这些患者的诧异。动脉粥样硬化听起来很可怕，但在刚开始患病时是没有明显症状的，很不容易被察觉。只有发展到一定的阶段，血管狭窄的程度越来越高，才会出现头晕眼花、四肢乏力等症状。

但就算是这种时候，很多患者也很难马上把这些症状和动脉粥样硬化联系起来，可能会理解为累了、疲惫了，休息休息就好了，因此错过最佳诊疗时机。

我有一个患者就是这种情况。

她当时 70 多岁了，退休很多年，有一段时间经常头晕，但是她一直没当回事儿，结果脑梗死多次发作。虽说这几次脑梗死发作都是轻症，影响不大，但总这么下去怪吓人的，等到出大事儿就来不及了。于是儿女就带她来医院，想让她做个全面详细的检查。

不检查不要紧，一检查全是问题。人体给大脑供血的 4 条主干道血管，她堵了 3 条，而且已经非常严重，狭窄程度 90% 以上，就剩下 1 条还能工作。头晕、眼花、耳鸣、头痛、健忘等症状给了她无数次提示，她却一直不放在心上，现在看到检查报告，后悔莫及。

这 4 条给我们大脑供血的重要血管，分别是一对颈动脉和一对椎动脉（图 20）。正是通过它们，血液才能源源不断从心脏流向大脑。

其中，颈动脉位于我们颈部左右两侧，又可以分为颈内动脉和颈外动脉。我们在很多影视作品中会看到法医通过触摸一个人的颈部，来判断这个人是否还有生命迹象，其实就是在判断颈外动脉是否搏动。而主要给大脑前中部供血的，则是颈动脉的另外一条分支——颈内动脉。

椎动脉位于脖子后面，是左右锁骨下动脉的分支，主要供应大脑后部、小脑和脑干的血流。

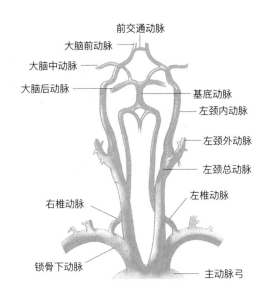

图 20　颈动脉与椎动脉

颈动脉和椎动脉是为大脑供血的血管，
颈动脉位于颈部左右两侧，椎动脉位于脖子后面。
故事中的 70 多岁女患者，4 根关键血管堵了 3 根。

　　说严重点儿，这 4 条血管的流通情况好不好，直接关系着我们活得好不好、久不久。不幸的是，这位脑梗死反复发作的患者，4 条关键血管的其中 3 条已经堵了。

　　脑梗死这种疾病就是这样，复发率高，复发后死亡率也很高，防不胜防。

　　照理说，发现了大血管梗阻，做手术可能是很多人的首选方法。但是这位患者年纪比较大，手术风险较高，而且基础病也多，长期服药效果也不是很好。这可急坏了她的家里人。

一家人带着她跑了很多家医院，都没有找到满意的治疗方案，直到有一家医院的医生向患者推荐了我们。

在对这个患者进行全面评估后，我认为她非常适合"血管训练术 + 药物 + 生活方式管理"的综合治疗方案，因此给她介绍了血管训练术的原理，并鼓励她坚持进行训练。

这个患者从第一次到我这里就诊，就点头认同这个方案，于是开始了长达 10 年的血管训练。这 10 年里，她一天也没落下，每天坚持训练两次，每次 45 分钟，而且每年都会到医院进行复查。

这 10 年里，我非常欣慰地看到了她病情的变化：

一是头晕的症状得到了极大缓解，头晕的频率越来越低；

二是脑梗死一次也没有发作过，脑梗死复发得到了很好的控制；

三是连续的超声检查显示，她的脑血管建立了非常好的侧支循环。

虽然 3 条主要血管近乎堵塞，已经无法从根本上得到改善，但因为血管侧支循环的建立，依然可以"曲线救国"，满足大脑的血供，让每个功能区都得到滋养，从而使头晕症状明显减缓，脑梗死不再复发。

10 年间，老人家每次来复查都很轻松，高高兴兴来，开开心心去。她总是跟我说："这个血管训练我还要坚持做下去，要一直做到 100 岁。"

曾经，一次次脑梗死让她和家人充满惊恐，现在，她对未来充满希望。

脑动脉堵得一塌糊涂，再次脑清目明

患者信息	
性别：男	年龄：46 岁
治疗经历	

症状：浑身无力，头晕。
病因：脑桥梗死，长时间血管狭窄。
初步治疗情况：梗死位置重要，风险大，不可手术。
血管训练术治疗方案：规范药物治疗与血管训练术综合治疗，坚持 5 年多。
血管训练术治疗效果：无新发症状，脑梗死不再复发。

脑部动脉主要由颈部的颈动脉和椎动脉向上汇聚而成。

其中，颈动脉分成颈内动脉和颈外动脉，颈内动脉向上入颅，形成大脑前动脉和中动脉，为大脑的前部和中部提供营养。

而椎动脉向上入颅，汇聚成基底动脉和大脑后动脉，用来为大脑后部、小脑和脑干提供营养。

这 4 条血管决定了心脏泵出的血流能否顺利进入大脑内部，它们打通大脑内部的每个角落，不留余地。这些动脉就像大河，大河盈满，支流才能分配到水源，再滋养到细节。而脑动脉一旦狭窄，滋养就无从谈起了。

脑动脉狭窄，顾名思义，即脑部动脉血管的管腔与原来的管腔相比变得更细了，通常情况下脑动脉狭窄都是动脉粥样硬化进一步发展后的结果。

多细才叫细呢？医学界是如何定义血管狭窄程度的呢？

我们会把已经狭窄的血管管腔和以前的血管管腔进行比较，如果狭窄程度是之前管腔的 50% 以下，属于轻度狭窄；达到 50% ~ 70% 的话，属于中度狭窄；达到 70% 以上，就属于重度狭窄了。

最严重的情况就是血管闭塞，完全阻断了血流供应。

前面咱们说过，有些人血管堵了但反应不明显，这种情况我们在临床上称为非症状性狭窄。

非症状性狭窄的患者因为血管狭窄的程度比较轻，或者没有影响到特别重要的供应脑区的血管，一般不会出现什么症状，有时在体检的时候才筛查出血管狭窄。

与之相对的是症状性狭窄患者。

这些患者的血管狭窄程度已经比较严重了，所以会引发头晕、头痛、眼花、脑鸣、沟通困难等症状，更严重的甚至会导致晕厥。

头晕头痛好理解，但大家对于"脑鸣"这个词还是有点儿陌生的。其实脑鸣的原理很简单：我们的血管就像一条河床，如果"河道"够宽够畅通，血液流动起来也会比较顺畅平缓。但如果血管狭窄，血流就会特别湍急，冲撞血管，发出声响，形成脑鸣，就像狭窄的河床里，河水撞击到石头上一样。

还有些人会出现眼前发黑的症状，有几秒钟甚至一分钟左右都看不见东西；或者突然出现说话不利索、肢体不灵活等情况，通常这些症状在 24 小时内就会恢复。以上表现就是我们所说的短暂性脑缺血发作。

当然了，这些都是比较轻微的症状，但如果不及时控制的话，就可能会慢慢发展成偏瘫、偏盲、脑梗死等更严重的情况，甚至危及生命。

什么样的人容易出现脑动脉狭窄问题呢？

经过多年医学观察，我们发现不同年龄段的人群患上脑动脉狭窄的原因也不太一样。

10 岁以下的儿童患病概率极小，除非是由于先天因素患病。

15 ~ 30 岁人群患病主要是由其他疾病或者外界因素引起的。比如动脉炎。炎症使得人体免疫系统异常攻击血管内皮，导致一些营养物质在血管中沉淀下来，形成斑块，血管也因此变得狭窄。再如动脉夹层造成血管内膜撕裂，形成肿块，也会导致血管狭窄。

脑动脉狭窄最常见于 40 ~ 80 岁人群，最主要的病因是动脉粥样硬化。据统计，由于动脉粥样硬化导致的脑动脉狭窄的占比达到了 46%。

除了动脉粥样硬化这一原因之外，抽烟、喝酒、熬夜等不良生活方式，高血压、高脂血症、高血糖、房颤等疾病因素，以及年纪增长带来的血管自然老化等原因，都让 40 ~80 岁人群成为脑动脉狭窄的高发人群。

有些人可能会想，是不是只要生活方式不健康或存在这些高危的致病因素，就一定很难避免脑动脉狭窄呢？

这个说法也对，也不对。

说对呢，是因为现在大家生活节奏快，生活方式确实不同以往了。这些说的都是实情。比如熬夜，已经成为人们的生活常态了，11 点、12 点睡觉都不算晚了，后半夜才睡的人也有的是。有科学机构研究说，国人平均睡眠时长在近 10 年时间里减少了 1.5 个小时；肥胖也越来越常见；"三高"人群也呈现出年轻化趋势。

说不对是为什么呢？

疾病的发生就像咱们经常说的一句话："离开剂量谈毒性是耍流氓。"脑血管病的发生是非常复杂的，一因多果，多因多果，因果之间有千丝万缕的关系。并不是说抽烟的人就一定会如何，如果一个人除了抽烟这个不良习惯之外，饮食作息都很科学，这个人也带有长寿基因，可能就不会有什么健康问题。这也是为什么大家常会举例说，你看谁谁谁不是一直抽烟吗，也活到 90 多岁。看上去这是一个反例，好像能驳倒"抽烟有害健康"。但是你再看看他吃饭如何，作息怎么样，心态好不好，等等。综合到一起，才能发现因由。

了解了脑动脉狭窄的知识后，我给大家再讲个故事。

2016 年，我曾遇到一个情况危急却无法做手术的脑血管狭窄患者。

通常患上这类疾病的人群年龄都比较大，以七八十岁的老年人居多，而这位患者是一位 46 岁的男性，还算是比较年轻的。

他平时也没有察觉到自己有什么异常，但有一天突然就觉得胳膊没劲儿，抬不起来了，腿也迈不出去了，浑身无力，又头晕。与咱们平时那种一过性症状不同，这位患者持续眩晕，还恶心呕吐。家人很着急，赶紧送到当地医院急诊，一检查，发现是脑桥梗死。

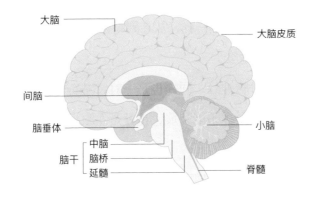

图 21　大脑的结构

脑桥属于脑干的一部分，脑干是人体的调节中枢。
故事中的中年男性患者，感到无力、头晕，就是因为脑桥梗死。

如图 21 所示，脑桥这个位置非常特殊，它是脑干的一部分，位于延髓上方。腹面膨大的部分被称为脑桥基底部；基底部向两侧变窄，就像脑桥伸开两个臂膀一样，又称为脑桥臂，这两条臂膀伸开后与后方的小脑相联系；基底部外侧有 4 对颅神经，分别是三叉神经、外展神经、面神经和位听神经。

三叉神经大家可能经常听到，它是第五对脑神经，主管的是脸部和口腔的感觉。所以三叉神经的问题经常被人误认为是牙疼，拔了牙吃了止疼药怎么也不见好，到了医院一诊断，才发现是三叉神经痛。这对神经在左右脸颊各有一条，每条又各有 3 个分支，分别通往眼部、上腭和下腭区域，就如同 3 条岔路一样，因此被称为"三叉神经"。这条神经损伤后，牙疼没有时间规律，疼起来就像放电一样，从牙到脸连成一片疼，同侧面部痛感、温度感觉、触觉会发生改变。

外展神经是第六对脑神经，同样也是一对，左右侧脸各一条。外展神经损伤后，会出现同侧眼球不能外展，也就是左眼没法往左看，右眼没法往右看。

面神经损伤后，可能会出现面部的感觉障碍，同侧面部表情肌也可能瘫痪——就是所谓的面瘫。

脑桥属于脑干的一部分，而脑干是我们人体很多调节中枢的所在地。比如心率和血压的调节中枢，呼吸和消化的调节中枢，控制肌肉紧张与放松的调节中枢等，都聚集在脑干中。所以说脑干虽小却神通广大，非常重要。

脑桥这么重要的部位梗死了，手术风险很大，家属考虑再三把他送到了我们医院。做了详细的检查后，我们发现，血管堵塞位置险要也就罢了，更严重的是他的血管狭窄存在了太长时间，而且已经呈现出多点开花的状态，要不是发病检查出来，估计患者怎么也想不到会这么严重。

患者已经有 3 根主要的动脉出现了狭窄：左侧颈动脉已完全闭塞，也就是百分之百的血管狭窄；基底动脉（前面讲过）接近闭塞，闭塞程度超过了 90%；大脑中动脉已经达到了中度狭窄，超过 50%。再仔细看，大脑中其他小血管也多多少少存在狭窄，缺血缺氧到了非常危险的地步。

大家可能要问了，医生是怎么发现血管堵了多长时间的呢？血管上还有计时器吗？

人体潜能往往是超出我们认知的。虽然我们学习进化论时了解过，人类进化到今天，靠的是适者生存，但是人体究竟如何精妙地一轮轮进化到今天，直到现在我们也没有研究透。我们能够知道的是，身体如此精密，如此渴望持续运转，它为维系健康付出了不可思议的努力。就拿我所研究的神经科学来说：你知道血管是怎样的存在吗？大路不通开小路，旧路堵死挖新路，人体总在想办法让血液走完循环的"最后一公里"。

我们发现，这个患者的血管明明已经堵塞到这个程度了，但为了适应缺血缺氧的环境，他的大脑在不知不觉中自发建立了一定程度的血管侧支循环。这一情况恰恰说明他的血管狭窄已经存在很长时间了——为了让大脑血供正常，身体已经穷尽了所有"招数"。然而身体殚精竭虑地拼尽代偿能力，还是远远无法满足大脑的血供需求，才就此罢工。

像他这种情况，做手术是最好的选择。

然而他在相对漫长的时间里重建的自身血管结构与常人已经不同，且他本人并不想做手术，只愿意保守治疗。于是我们为他制定了"药物治疗＋血管训练术"的治疗方案，无论如何，一定要在现有情况下让他的大脑血供逐渐恢复正常。

患者也接受了这个方案，决定好好配合医生治疗。因为患者非常清楚，自己病情的风险已经很大，只要再有一根血管闭塞，生命就会有危险。所以他的依从性很好，完全遵照医嘱，按时服药，认真坚持血管训练，一天两次，从未间断。

从 2017 年开始，他每年都会来医院复查，我们至今还一直追踪他的病情。我们发现，从 2017 年开始，他大脑中的侧支循环在逐渐完善，脑血流的情况也在逐渐改善。

5 年多以来，在没有做手术的情况下，仅仅依靠药物和血管训练术，他竟然达到了不亚于手术的临床治疗效果。患者不仅没有产生新发症状，而且再没有发生过梗死现象，病情一直非常稳定。要知道脑梗死的复发率在50% 以上，基础这么差的情况下能够控制到这么好是非常难得的。

这样的效果无论是对于他，还是对于我们来说，都是一个很大的鼓舞。

患者有了坚持进行血管训练的动力，而我们也对这一理念的普及和治疗方式的推广拥有了更加坚定的信心。

晚期糖尿病患者的健康逆生长

患者信息		
性别：女	称呼：韩大姐	居住地：北京
治疗经历		

症状：走路费劲，糖尿病足，摔跤、蚊虫叮咬造成深色瘢痕，睡觉时静息痛。
病因：糖尿病引起远端血管病变。
血管训练术治疗方案：使用血管训练术，坚持两年。
血管训练术治疗效果：精力充沛，脚步轻快，糖尿病足伤口痊愈，瘢痕消失，静息痛缓解。

从严格意义上来说，北京人韩大姐不是我的患者，因为她患的是糖尿病，按道理该去内分泌科，跟神经内科关系不大。可要说毫无关系呢，倒也不是。因为无论是脑血管疾病，还是血糖、血压、血脂的问题，都和血管质量、血液成分密切相关。我和团队一直研发的血管训练术所针对的是全身血管的问题，并不局限于大脑，由此我和韩大姐也就有了缘分。

众所周知，糖尿病是以血中葡萄糖含量超过正常范围为特征的疾病，典型症状为"三多一少"，即吃得多、喝水多、小便多、消瘦（体重减少）。根据胰岛素分泌的绝对或相对不足，糖尿病分为 1 型和 2 型，1 型多见于青少年，2 型多见于成年人。我国糖尿病人群患病以 2 型糖尿病为主，所占比例达到 90%。

韩大姐在 2019 年接触血管训练术之前，已经有 20 多年糖尿病史了。大家都知道，糖尿病最直接的表现就是患者体内的血糖值过高。同时我们也要清楚，这是个慢性病，所谓慢，就是因为去掉遗传因素后，糖尿病很大一部分是由日积月累的错误生活方式慢慢导致的。

如果确诊之后患者还不对生活方式做出调整，到了韩大姐这样已经患病 20 多年的程度，就会出现各种并发症（图 22）。其中慢性并发症主要为大血管病变和微血管病变。大家注意到了吗？都是血管病变。如心脏病等心血管病变、脑卒中等脑血管病变、糖尿病足等下肢血管病变、糖尿病视网膜病变、糖尿病肾病和神经病变等，这些并发症的出现，都是因为血糖过高导致给这些器官供血的血管发生硬化或者堵塞，进而出现了相应的症状。

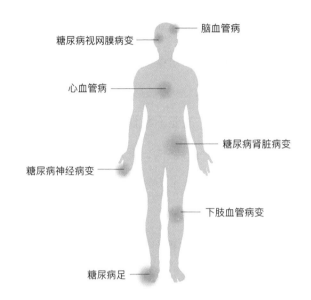

脑血管病

糖尿病视网膜病变

心血管病

糖尿病肾脏病变

糖尿病神经病变

下肢血管病变

糖尿病足

图 22　糖尿病引起的几种远端血管病变

糖尿病会影响末梢血液循环，
故事中韩大姐的糖尿病足，就是由于血糖过高产生的血管病。

　　如果高血糖导致的血管病变发生在心脏的冠状动脉，就容易引发心肌梗死；当血管病变发生在下肢远端血管，导致了足部缺血坏死，即为糖尿病足；当血管病变发生在大脑，就容易引发脑梗死，也就是脑卒中；当血管病变发生在视网膜，就容易造成视网膜的缺血、坏死、脱落等，严重的会导致失明，此为糖尿病视网膜病变。大家可以看到，由于血管是全身性的，堵在哪里，就会产生哪里的症状。糖尿病患者如果不好好控制血糖，将会眼睁睁看着自己的生活失控。可想而知韩大姐当时多么着急。

一次偶然的机会，韩大姐在电视节目上看到我讲解血管训练术，得知这种方法能够改善血管内壁成分，对糖尿病的治疗有效。于是她抱着试一试的想法，一边继续吃降糖药，一边按照我说的方法用血压仪进行训练。

自己用血压仪做血管训练，需要不断自行调节操作，过程还是比较麻烦的。但韩大姐坚信这个方法的科学性、有效性，加上她是一个很有毅力的人，对于健康非常重视，就坚持了下来，并且也逐渐感受到了自己状态的改善。

2019 年 10 月，韩大姐逛展览会的时候无意中发现有一个展台正在推销血管训练术的配套仪器，惊喜之余，一口气买了两台，一台给自己用，一台带给楼下患有脑血管钙化疾病的邻居。

有了这个仪器，韩大姐训练起来更加便捷，也更加有规律了。每天两次，中午睡觉和晚上睡觉时一定会坚持训练，就连出去旅游也要带着，一天也不落下。

就这样坚持了两年，韩大姐感受到了明显的效果。

第一点，也是感受最明显的，就是走路时的状态发生了惊人变化，精力充沛了很多。

之前走路感觉腿重，走起来特别费劲，走一段路就要休息一会儿。现在走路明显感觉腿脚特别轻快，走好长时间都不带歇口气的。

第二点，令人惊喜的是，韩大姐的糖尿病足痊愈了。

由于常年患有糖尿病，韩大姐的末梢血液循环不太好，接触血管训练术之前就已经有糖尿病足症状了。

我们都知道糖尿病的慢性并发症里，糖尿病足算是极其影响生活质量、非常严重且治疗费用昂贵的一项。糖尿病足主要是糖尿病患者下肢的远端神经和血管发生了不同程度的病变，导致足部发生溃疡、感染和深层组织破坏。

韩大姐的大脚趾常年裂着一个大创口，根本无法愈合，每次洗脚前她都要先在大脚趾上涂抹药膏，把水和创口隔离开，否则根本不敢洗脚。糖尿病足伴随多年，这个创口可是把韩大姐折磨得不轻。然而现在，这个创口竟然一天一天奇迹般地愈合了，韩大姐自己都不敢相信。

不仅如此，韩大姐还发现，腿上之前因为摔跤、蚊虫叮咬留下的深色瘢痕也淡化了不少。

此外，韩大姐之前每天晚上睡觉的时候，一躺到床上，脚指头就钻心地疼，不管是吃药，还是按摩，都一点儿用也没有。这其实是静息痛，就是肢体在静止状态下的疼痛。血管发生了病变，下肢随着病变发展缺血加重，血液运送不到腿脚的位置，这时候就算不走不活动，脚也是痛的，休息不动的状态下也不会缓解，而且是越到晚上越痛。有些病情严重的患者，只能一宿一宿抱着膝盖坐着，没法平躺入睡，十分痛苦。

韩大姐很有毅力，她坚持使用血管训练术两年，静息痛逐渐缓解、消失，后来脚再也没有疼过，这解决了她一个老大难的问题。

这些意外的收获让韩大姐着实惊喜不已，逢人就推荐我们的血管训练术，又把这套方法教给了自己患有静脉曲张的儿子，眼见着儿子也好转起来。

有一次回访时，韩大姐有些感慨地跟我说："血管训练术的效果这么好，是我之前万万没有想到的。我一直以为得了糖尿病，除了天天吃药、看着身体一点点倒下去，就没路可走了。"

韩大姐这么想，也是因为她从小到大看了太多这样的情况。她的家族有糖尿病遗传史，家里的几代老人都是因为糖尿病走的。她的母亲因为糖尿病，离世前在床上瘫痪了两年零八个月，她和保姆也整整照顾了两年零八个月，最后还是无望地看着老人离开了。

她惋惜地和我说："如果那个时候，我就知道血管训练术，就能让母亲也试试了，至少没那么难受，没准儿能有转机。"

韩大姐说，血管训练术效果好，又没有副作用，她会坚持训练下去，毕竟健康才是最重要的。

我也想说，血管训练术这么好，知道的人却不多。人们对血管疾病管理方式的误解这么多，也正说明我们医学工作者的普及工作还是做得不够透彻，我们应该让更多人知道血管训练术，使更多人受益。

高血压老病号告别失眠

患者信息		
性别：女	年龄：年近九旬	称呼：程奶奶
治疗经历		

早期症状：血压不稳，脉压差大，头晕，失眠。
病因：高血压，动脉粥样硬化。
初步治疗情况：无有效治疗方案，食用各种保健品，无明显效果。
血管训练术治疗方案：使用血管训练术，坚持一个多月后继续训练。
血管训练术治疗效果：肢体运动恢复，几乎可正常行走，胳膊抬举不费劲。

据统计，我国目前约有 2.7 亿高血压患者。高血压不仅高发，而且危害还很大，有着"隐形杀手"的称号。

通常，从年龄上来说，高血压患病率会随着年龄的增长而升高，年纪越大，患上高血压的可能性也就越高；从地理位置来说，我国从南方到北方，高血压患病率呈递增趋势，据分析可能与北方年平均气温较低以及北方人盐摄入量较高有关。

血压作为反映全身血管功能的间接指标，其持续稳定的升高表明血管病变的发生——血管弹性降低，僵硬度增加，调节血压能力和有效供应心、脑等重要器官血液的能力下降。

也就是说，血管病变是心脑血管疾病的开始；高血压和后来发生的心脑血管疾病是血管病变和功能障碍的最终结果。

高血压侵蚀我们身体的第一步就是侵蚀血管，它让血管变硬、变脆、容易破裂出血。身体里何处没有血管呢？所以高血压的危害远不止于此：脑血管变脆、变窄了，就会导致脑出血、脑梗死；眼睛的血管硬化了，血液冲破血管会导致眼底出血，影响视力；甚至手脚的血管受到影响，供血不足，也会导致疼痛、使不上劲甚至跛行。

更加令人担忧的是，血管的硬化是不可逆的，这个过程一旦开始，就无法治愈，现有的医疗手段也只能减缓它的进程。

有数据显示，心脑血管疾病导致死亡的人数占我国总死亡人数的40%以上，其中高血压是首位危险因素。因此，控制高血压可遏制心脑血管疾病发病率及死亡率的增长趋势。

医生对高血压患者的治疗，目标在于最大程度地降低心血管并发症发生率与死亡率，在患者能耐受的前提下，逐步降压达标。一般高血压患者应将血压降至140/90毫米汞柱以下；65岁以上的老年人的收缩压应控制在150毫米汞柱以下，如耐受能力强还可进一步降低。

高血压主要有两种类型。首先是继发性高血压，这种类型的高血压通常有一个明确的病因。各种类型的肾脏病变，单侧或双侧肾动脉有严重狭窄，肾上腺异常增生或肿瘤等，都可以导致继发性高血压。其次是原发性高血压，这种类型的高血压的病因有：遗传、高盐饮食、肥胖、运动缺乏、吸烟、酗酒、精神紧张、睡眠不足等。

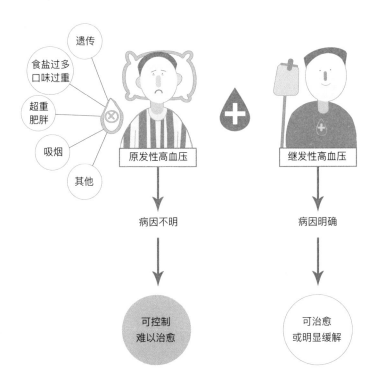

图 23　原发性高血压与继发性高血压的区别

高血压分原发性和继发性两种。

故事中的程奶奶就是因为遗传和不良生活方式发生了原发性高血压。

高血压虽然不属于遗传病，却是一种具有遗传因素的疾病。如果家里以前或者现在有高血压患者，而你还没有遗传高血压疾病，那么你应尽早开始有意识地进行自我保护。

第一，拒绝高盐饮食。

如果你是一位口味比较重的人，每天做饭炒菜放的盐很多，并且喜欢吃咸菜、腊肉或者一些含盐量高的腌制食物，那么摄入过多的盐就是未来导致高血压的因素之一。建议你从现在开始低盐低脂饮食。

第二，坚持运动，控制体重。

肥胖人群体脂较高，容易导致血压增高，因此要注意减脂，增加运动量。

第三，拒绝吸烟、酗酒。

烟草中的尼古丁可促使肾上腺释放大量儿茶酚胺，导致血管痉挛，心率加快，血压升高。吸烟有害健康，烟盒上写得很清楚。另外，少量饮酒是可以的，但长期大量饮酒会导致血压增高。

第四，放松心情，不要精神紧张。

现代人生活压力大，精神容易高度紧张、焦虑，这会使人长期处于应激状态，导致血压增高。所以我们要学会放松自己，经常做做深呼吸。

第五，保证充足的睡眠。

长期失眠会导致交感神经兴奋，血管收缩，血压增高，所以保证充足的睡眠时间也是控制高血压病情的重要方法之一。

总结一下，高血压受很多因素影响，包括原发性高血压和继发性高血压两种。原发性高血压大多数跟家族遗传有关系，如果父母、其他近亲属有高血压，遗传的概率就比较大。随着年龄的增长，生活习惯的改变，人们的很多不良生活习惯，包括吸烟、饮酒、肥胖、不经常运动以及高盐饮食等，都会导致心脏的压力负荷增大，从而导致血压增高。继发性高血压是由于某种疾病导致的血压增高，比较常见的有肾脏疾病，如肾动脉狭窄、肾脏肿瘤、原发性醛固酮增多症[1]等。平时需注意低盐、低脂饮食，戒烟限酒，保证良好的生活习惯，一旦发现血压增高要积极地控制，治疗越早效果越好。

高血压患者的血压如果降不下来，对其日常生活也会有很大的困扰，年近九旬的程奶奶就一直为此烦恼。

程奶奶是东北人，父母那一辈多患有高血压，有家族高血压病史。我们在门诊调查了她的饮食，发现程奶奶最离不开的一样食物，就是咸菜，特别喜欢吃，顿顿都要有，不然就觉得吃饭没滋没味。咸菜作为高硝酸盐的食物，长期摄入一定会给血压带来危害。她自退休后，血压就一直维持在很高的水平。

1　原发性醛固酮增多症指肾上腺皮质分泌过量醛固酮，导致体内潴钠、排钾、血容量增多、肾素－血管紧张素系统活性受抑。临床主要表现为高血压伴低血钾。

不用降压药时，她的血压高压在 180 毫米汞柱左右，低压在 80 毫米汞柱左右。因为她同时有动脉粥样硬化，导致血管舒张功能已经减弱，所以服用降压药时，收缩压和舒张压会同时下降，高压是降下来了，低压却更低了，脉压差依然过大，根本缩小不了。而且经常吃降压药会导致血压波动很大，她尝试过多种药物都控制不好，经常头晕、失眠，感觉非常难受。

吃药不见好，休息也不能缓解，关键是生活质量太差了。家人看到这种情况也很焦虑，就陪她去了不少医院做检查。医生解释说，一方面因为她年纪比较大，血管本身就会随着年龄自然"老化"；另一方面她的血管已经失去弹性，又伴随血管动脉粥样硬化，是这些"硬件问题"导致的脉压差大，降压药没法解决根本问题，除了延缓血管老化，目前没有特别好的治疗方法。

老人家的儿女都很孝顺，一看没有什么特别好的治疗方案，就想方设法买了各种补品、保健品给她，听说什么偏方好用，就回来给老人家试试。但治标不治本，她血压不稳、脉压差大的问题依然存在，头晕、失眠等症状也持续加重。一系列症状让程奶奶越来越不爱外出，成天闷在家里。

2019 年年中，程奶奶的女儿带她到我们医院看病，在检查排除其他风险后，我们建议她使用血管训练术进行治疗。

这种方式无创且安全性高，操作起来也方便，只要会用血压仪就好，在训练的同时还能每天关注一下血压。抱着试一试的想法，程奶奶接受了。

因为觉得这是唯一的出路了，所以她对这个方案特别重视。

程奶奶回家坚持训练了一个多月后，首先感受到的就是头晕得到明显改善，睡眠也好了很多。睡得好整个人状态就好，老人家因此信心大增，继续坚持训练。

在她采用这个方案后不久，新型冠状病毒感染疫情的来袭就让她不方便去医院定期复查了。她就在家自测血压，发现比以往好了很多：脉压差缩小了，正常服用降压药的情况下血压可以保持平稳，这让她心情放松了不少。

这些效果的取得，正是因为血管训练术可刺激人体产生一氧化氮、缓激肽、腺苷等物质，并将它们通过血液循环输送到全身。这些物质可扩张血管，增加血管弹性，还可促进血管侧支循环的建立，有助于调节与稳定血压，改善睡眠。

等到疫情缓解后，程奶奶去社区医院进行体检。医生告诉她血压控制得很好，最主要是脉压差已接近正常值了，这意味着动脉粥样硬化等各种血管问题的发作风险下降了很多。虽然医生不建议她减少降压药用量，但在用药情况下，她的血压和脉压差比起之前确确实实得到了改善，而且困扰她多年的头晕、失眠症状几乎完全消失，她的头脑也越来越清晰，平时下楼散步、买菜都感觉轻快不少。

程奶奶能够通过血管训练术改善血压、脉压差及睡眠问题，也与她的坚持以及规律的生活习惯有关。程奶奶告诉我们，她每天上午 8 点及下午 4 点左右各做一次血管训练，做完后下楼散步；饮食上也遵从医嘱，戒掉了高盐食物，多吃绿叶菜、应季水果、蘑菇、蛋奶，饮食较为清淡。哪样都按照医生嘱咐的来，才能取得良好的健康收益。家人对于她身体的变化也是十分惊喜。

体检结束后的第二天，程奶奶就赶紧给我们打电话告知喜讯。她在电话里的表达既清晰，又有条理，声音也很洪亮，一点都不像年近九旬的老人，我们也由衷为她感到高兴。

错过脑梗死黄金抢救期依然有一线生机

患者信息		
性别：女	年龄：50 多岁	居住地：四川
治疗经历		
症状：突然晕厥，胳膊腿抬不起来。 病因：左侧脑动脉闭塞。 初步治疗情况：错过黄金抢救时间，无法药物溶栓，且因为个人身体原因，无法手术取栓。 血管训练术治疗方案：使用血管训练术，坚持 3 个月。 血管训练术治疗效果：肢体运动恢复，几乎可正常行走，胳膊抬举不费劲。		

曾有一位 50 多岁的女性患者从四川千里迢迢到北京来找我看病，第一次见面就和我说起了她看病的辛酸史。

几年前，她因为晕厥到当地一家大医院就诊。做了血管超声检查，医生发现她的左侧脑动脉闭塞，也就是这条血管完全堵了。当地医生告诉她，这种情况当地没有很好的办法治疗。万般无奈之下，她四处求医，最后实在没有办法了，才来到北京找我看病。

脑动脉主要由一对颈动脉和一对椎动脉组成。这两组动脉在咱们前面讲其他病例的时候也专门解释过，心脏射血正是通过这 4 条动脉"主干道"进入大脑，可以说整个大脑血供好不好，首先取决于脑动脉通畅不通畅。一旦血管闭塞了、堵住了，就会导致脑组织缺血缺氧而发生坏死，即我们常说的脑梗死，又叫缺血性脑卒中。

我们常听说身边有的人早上起来，突然发现自己说不了话，眼睛看东西重影，或者两边脸感觉不对称，再或者一边胳膊和腿突然动不了。这些情况都有可能是脑梗死的表现，需要迅速送到医院急救。

临床上常常讲，时间就是生命，对于脑梗死、心肌梗死这样的急性重病来说，更是越早抢救效果越好，越早打通血管对大脑恢复越有利。

急救的方式主要有两种：药物溶栓，手术取栓。

药物溶栓需要在发病之后 6 小时内进行，经过医生评估后，使用静脉溶栓的方式治疗。

大家注意，这个时间是把到医院、医生开好单子等所有时间都算在内的，时间非常紧张。患者最好能在发病后 2 小时内赶到医院。之后，医生要在 1 小时内把所有检查做好、评估做完，这 1 小时是我们在临床上对医生的硬性要求。一切准备工作做得越快，窗口期内溶栓效果才越有保证，超过这个时间，药物也就无法发挥作用了。

但即使这样，溶栓成功率也只有 32%。

除了药物溶栓，还有一个方法就是手术取栓，这个方法同样也有时间限制。以前，是发病后 6 小时以内的患者可以申请手术。但随着医学技术的发展，现在已经延长到发病后 24 小时以内的患者都可以采用手术的方式来打通血管了。

当然了，即便是手术取栓，有效率也不能保证 100%。

之前我们就曾有过一次惨痛的经历。

有一位 70 多岁的老人，一天早上起来去公园散步锻炼，在回家的公交车上突发脑梗死，倒在了地上，当时就不能动了。

因为一时找不到她的家人，公交车公司的人就赶紧把她送到医院来。我们给她做检查的时候，发现她的病情已经非常严重了，一边肢体完全瘫痪，无法说话，意识也不清醒了，怎么叫都叫不醒。而且她来的时候已经错过了药物溶栓的 6 小时黄金时间，年纪又比较大，已经不太适合做手术了。

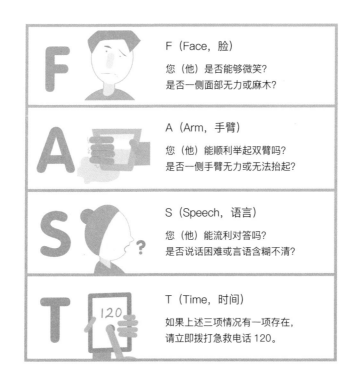

F（Face，脸）

您（他）是否能够微笑？
是否一侧面部无力或麻木？

A（Arm，手臂）

您（他）能顺利举起双臂吗？
是否一侧手臂无力或无法抬起？

S（Speech，语言）

您（他）能流利对答吗？
是否说话困难或言语含糊不清？

T（Time，时间）

如果上述三项情况有一项存在，
请立即拨打急救电话120。

图24　判断脑卒中"四步法"

脑卒中的发生往往很突然，
依靠判断脑卒中的"四步法"可以尽早判断，以免错过黄金抢救时间。
故事中的四川患者就是因为没有及时得到抢救，以致后期无法进行手术取栓。

我们和赶来的家属商量了一下，家属还是不想放弃，坚持要再进行抢救。

在尊重家属意见的基础上，我们团队做了最大的努力，给老人进行抢救性治疗，终于把老人大脑里的血栓取了出来。

血栓是取出来了，可老人因为年纪太大，血管堵塞时间太长，大脑受到了不可逆的损伤，在病床上坚持了几天，还是走了。

虽说有句老话是"尽人事听天命"，但我们医生的天职就是救死扶伤，就算希望渺茫也要努力创造奇迹，所以这件事还是让我们心里非常难受。

通过这个惨痛的教训，我要和大家再强调一下：对于脑梗死这种疾病，预防才是重中之重。大家一定要在日常生活中养成好的生活习惯，杜绝会对血管造成伤害的不良生活方式，同时还要定期体检，一旦发现血管出现问题，就要采取有效医疗措施进行干预和治疗。

万一出现了脑梗死的症状，更要及时送到医院，以免错过最后的黄金抢救时间。因为一旦错过了抢救时间，一切就都晚了。

我在前面提到的四川患者也是这种情况。

她脑梗死发作后，当地医生之所以说治不了，根本原因就是她错过了黄金抢救时间，无法药物溶栓，同时也由于个人身体原因，无法进行手术取栓。

医生坦言，自己已经无能为力。患者和家属也没有像前面我说的故事中那样坚持要做手术，而是选择了放弃。

这位患者虽然保住了一条命，但左侧肢体活动出现了问题，无法正常走路，左胳膊也抬不起来，这已经严重影响了她的正常工作和生活。发病前还好端端的，家里什么事情都能做，里里外外操持着一家人的生活，突然一场病，生活秩序就完全乱了，这些变化令她难以接受。四川女子，大家也是知道的，都是"辣妹子"，性格直爽，做事风风火火，哪能医生说没办法就真的放弃了呢？

于是，她四处打听全国各地的医院，听说哪家好，哪家可能有办法，就到哪里看，一遍遍给医生讲述自己的遭遇，就想让自己恢复正常。大家也知道，药物溶栓和手术取栓是医学界对脑梗死这一疾病的治疗共识，不存在一家医生说不行，另外一家说还有第三种办法的情况。所以她找来找去，都没有找到合适的治疗方法，几近绝望。

她找到我们的时候，其实也就是抱着最后的希望来撞撞运气了。

我评估了她的病情和身体情况后，告诉她可以试试血管训练术。

她满脸狐疑看着我："这个小机器就能帮我把胳膊抬起来？"

我笑着回答："你知道你的胳膊和腿为什么抬不起来吗？是因为脑梗死发作的时候，大脑里的血管堵了，这根堵了的血管刚好就是给控制胳膊和腿的神经供血的。没有血，没有氧气，神经也就受到了损伤。神经一旦受到损伤，是无法修复和逆转的。这就是你胳膊和腿抬不起来的原因。"

"不过血管训练术是帮助血管进行锻炼的。它不但可以增加血管里的血流量，还能帮助人体长出更多细小的血管，这些血管会将血液提供给坏死神经旁边的好神经，让更多好的神经互相连接。这根神经坏了没关系，其他好的神经会过来帮忙，帮助瘫痪的肢体进行活动，活动越多，恢复也就越快。血管训练术还有保护大脑的功能，而且没有副作用，也没有高风险，你要不要试试呢？"

听了这番话，她抱着将信将疑的态度带着治疗方案回四川了。

3个月后，她打电话告诉我：经过3个月的训练，现在她的肢体运动已经恢复得很好，几乎能够正常行走，胳膊的抬举也没有以前那么费劲了。

她激动地说："吉大夫，我真的没想到效果会这么好。我以为自己过了黄金抢救期，已经完全没有办法了，打算一辈子就这么瘫下去了。可现在我得到了恢复正常生活的机会，我真的太开心了。您放心，我一定会坚持训练下去，直到完全恢复正常。"

这真的让我们很欣慰。我们在药物溶栓、手术取栓之外为脑梗死患者找到了第三条康复之路，这种心情真的毫不亚于做一场大手术解决疑难杂症所带来的成就感和自豪感。

所以，根据这个故事，我总结一下。

第一，要强调再强调的还是，血管疾病永远预防大于治疗。

第二，大家一定要有"时间就是生命"的意识，一旦发现不对劲，千万不要等着拖着，要尽快尽早到医院检查，为医生给患者做抢救争取时间。否则，脑梗死轻时可导致瘫痪、言语障碍、情感障碍和智力下降等，严重时可直接危及生命。

第三，除了溶栓之外，我们也要相信身体精密的自我调节能力，如果给它一个"开关"，身体是可以开启"自愈"模式的。

我们在临床上会发现，不是所有人血管堵了都有症状。

有些人脑血管堵得挺厉害，但没啥反应。从脑部核磁造影来看，主动脉通路和其他人没什么差异，大道相同，可是其他血管就截然不同了。因为这部分人的大脑存在比较完善的自身代偿能力，当一侧大血管闭塞后，缺血区的脑组织可以通过其他血管代偿供血，即这部分区域还存在一套巧夺天工的"补给"系统——侧支循环。当供血动脉严重狭窄或闭塞时，血流可通过这套精妙的"补给"系统到达缺血区，使缺血组织得到不同程度的灌注代偿。

侧支循环的智慧就是"大路不通走旁路，没有旁路开小路"。血管训练术呢？就是身体开不出"新路"时，为它提供一个开出来的动力。

和烟雾病和平相处

烟雾病，对于很多人来说是一个非常陌生的疾病。很多患者可能是到了医院才第一次听说这种疾病，听完了一头雾水，想不明白这个听起来和血管没什么关系的病，怎么还要做了脑部核磁共振才能确诊，更想不到烟雾病竟然也是一种脑血管疾病。

患者信息	
性别: 女	**年龄**: 5 岁
治疗经历	

症状: 突然肢体无力，且之后的频率越来越高。
病因: 烟雾病。
初步治疗情况: 因为患者年纪小，不做手术。
血管训练术治疗方案: 使用血管训练术，坚持六年多。
血管训练术治疗效果: 烟雾病发作频率越来越低 。

确实，"烟雾病"这三个字不像心肌梗死、脑梗死那么容易理解，有人甚至还会问：这和抽烟、雾霾这些污染因素是不是有关?

烟雾病又称脑底异常血管网症，也就是脑底的血管生长发育不正常。当颈内动脉虹吸部及大脑前、中动脉起始部狭窄或闭塞时，为了弥补这些血管，保证脑部供血，颅底血管会出现代偿性扩张并增生出异常的血管网结构。这种颅底异常扩张的血管网在脑血管造影的图像上形态如烟囱里冒出的袅袅炊烟，被称为"烟雾状血管"。烟雾病其实是一种少见的脑血管疾病（图 25 ）。

亚洲人烟雾病的患病率最高，欧美人较少，这种疾病最初是在 20 世纪 60 年代的日本被发现的，后来陆续在其他国家也被发现。

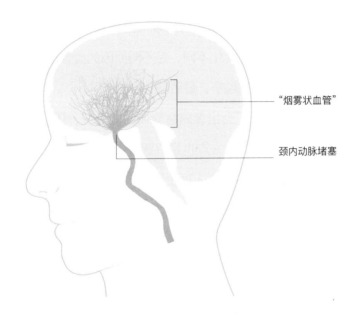

图 25　烟雾病患者的脑部血管形态

烟雾病是由颅底血管的异常扩张造成的，
因血管的造影形态像烟雾而得名。

1969 年，日本学者铃木首次将该病命名为"烟雾病"。

与其他脑血管疾病相比，烟雾病有三点特殊之处：

第一，脑血管病的高发人群一般多为老年人，但烟雾病是一种在中年人甚至孩子中比较多见的脑血管疾病。

根据统计，烟雾病的高发年龄段是 5 ～ 9 岁和 30 ～ 50 岁，甚至临床上还有 2 岁多的孩子发病。

第二，烟雾病患者的大脑里也会出现大血管狭窄闭塞的情况，但造成这种情况的原因和动脉粥样硬化不同，是不明原因的血管自行收缩造成的。

血管收缩导致血管越来越窄，最后就整个闭塞了。

第三，烟雾病患者除了会出现脑血管闭塞的情况，还会在大脑里长出很多细小的新生毛细血管，这一点也是"烟雾病"这个名字的由来。

总结起来就是，烟雾病发病人群主要为儿童和中年人，他们的血管会出现不明原因的收缩变窄，并长出新生毛细血管，这和其他常见血管疾病普遍的老龄化、生活方式化因素截然不同，在临床上给医生带来了不小的困扰。

应该说，细小毛细血管的大量出现，一方面确实能够帮助患者在大血管闭塞的情况下，代偿一部分血供，从这个角度来说，算是一件好事。可是另一方面，因为新生的血管太细太小，血管壁也很薄，血管过于脆弱，当血供负担过重时，很容易出现破裂出血的情况，危及患者的健康和生命。

烟雾病是最近几十年才被发现的，有赖于医疗影像学的发展，医生才能通过脑血管造影观察并诊断出这种疾病。关于烟雾病对患者到底会造成什么样的影响，目前医学界还没有研究得非常透彻，对于它的整体认识还在探索之中。

医学界普遍认为烟雾病是各种因素综合叠加起来的结果，比如基因、遗传、生活环境等，又或者是患者自身体内免疫系统紊乱造成的结果。

如何诊断这种疾病呢？

和其他脑血管疾病病理反应不太一样，烟雾病除了头痛、头晕等常见症状外，常常不按常理出牌。

比如由动脉粥样硬化引起的脑血管病，随着病情的发展，比较容易因为血管缺血而引发脑梗死。除非患者血压较高或伴有其他基础病，否则动脉粥样硬化本身很少会直接引发脑出血。

而烟雾病则不同，它既能引起脑梗死，也能引起脑出血，有的患者还会出现癫痫、头痛、肢体不自主地做出舞蹈样动作等症状。

我在临床上就遇到过一个中年男性患者。他 40 岁出头，经常头晕、头痛，有一段时间常常提不起精神。一开始，他以为是颈椎不好导致的，去了骨科却没查出什么问题，体检结果也没有异常。一头雾水的他只好来找我问诊。在他描述自己症状的时候，有一句话令我印象深刻。

"我总觉得脑子里昏昏沉沉的，像罩着一层雾，很不舒服，这种不舒服的感受和头痛头晕不一样，并且已经成为一个常态了，非常困扰我。"

出现这些症状，根本原因还是血管出现了问题。

如果农田里的主要供水河道被堵塞了，那么哪怕在旁边再多开几条小的河道供水，也满足不了灌溉。同理，大血管闭塞了，小血管生长得再多，也还是无法满足大脑的血供。当血供低到一定程度时，就像庄稼缺水到一定程度就枯萎了一样，大脑也会出现梗死，也就是我们常说的脑梗死。

就算血管闭塞没有引发脑梗死，但大脑血管长期血流减少，各功能区无法及时获得营养，也会影响大脑正常的认知功能，导致血管性痴呆，患者会因此出现记忆力下降、执行能力下降等症状。

另外，烟雾病可能引发的脑出血，也会给大脑的健康和患者的生命带来威胁。

这么棘手的烟雾病，是没有办法完全治愈的，但我们可以采取一些医疗手段来延缓病情发展，预防和避免脑梗死和脑出血等症状的出现。

目前国内外主流的治疗方式是手术治疗，叫作"血管重建术"，就是人工为患者重新建立一套能够充分供血的血运系统。

主要有两种手术方法。

一种是将头皮上健康的血管分离出来，把它们和大脑里健康的血管连接起来，恢复血供；另一种是取一小块脑膜肌肉组织贴敷到大脑表面，以刺激这块脑组织生长新的血管，恢复血供。

第一种方法见效快，血管一接上，血供马上就会恢复。但这种方法也有风险，大脑短时间内引进大量的血液，可能一时无法适应，患者就容易出现高灌注综合征。

第二种方法见效比较慢，需要等待脑组织慢慢长出新的血管。但因为是在大脑表面进行手术操作，风险更小，对于医生来说也更简单。由于这种方法不会涉及血管的吻合，患者术后恢复会更快，适应得也会更好一些。

考虑到新连接的血管日后会有狭窄病变的可能，有的医院也会把两种手术一起做，以保障手术效果。

但不管如何，只要是手术就是有伤口的，患者还会面临感染的风险和费用昂贵等问题。

近年来，科学家们一直在寻找更加安全、经济和有效的治疗方式。烟雾病的治疗也是血管训练术目前正在研究和探索的方向之一，大量临床实践证明，血管训练术真的能够帮助患者。

我们回顾总结一下烟雾病患者发生器质性病变的部位，就是大脑的血管。虽然搞不清病变的原因，但是结果就是血管一边收缩变窄，"自杀式"阻断血流正常供运；一边不断长出毛细血管，"自救式"疏通血流通道。因为自救速度跟不上自杀节奏，主干道越来越窄，毛细血管才越长越多，而且不受控。

尽管"自杀"的原因我们找不到，也没法降低"自杀"的速度，但是只要我们加快"自救"的速度，让"自救"超过"自杀"，不就可以了吗？

目前的两种手术方式都是采用了同样的原理——重建通道，恢复血供。

这个解决思路，血管训练术同样可以实现，因为它太擅长帮助血管建立侧支循环了。只要每天训练，长期坚持，就算不做手术，血管训练术也能帮助充满"自救意识"的大脑重新长出新的血管来，从而恢复大脑血供。而且作为一种物理治疗方式，血管训练术安全有效，方便操作，到目前为止对适用人群没有明显的风险和副作用。

我曾经接诊过一个年纪很小的患者，是个小女孩，来的时候只有 5 岁。

家人发现，她每次哭闹的时候，一边的胳膊和腿就无法动弹，但休息一会儿后，自己又好了。刚开始，家长也没有在意，觉得可能是孩子还在长身体，生长发育过程中营养没跟上，或者是缺少微量元素导致的，并没有放在心上。

没想到后来这种症状越来越严重。孩子就算不哭不闹，也会出现肢体无力的现象，发作的频率也越来越高。虽然还是能自行恢复，可家长觉得不太对劲了，就带着孩子到医院检查。

医生做了很多相关检查，最终发现问题出在孩子的大脑血管。见孩子这么小，这个病又很少见，便推荐他们去北京治疗。

到北京后，他们也去了很多医院，医生们一致确定就是烟雾病。为了防止病情进一步恶化，大多数专家都跟他们说要尽早做手术。但孩子还很小，手术部位还是在脑部这么重要的位置，风险实在太大。思来想去，家长还是决定轻易不做手术，于是继续在北京寻医问诊，想找个不做手术的法子。

作为神经外科医生，我当然了解手术解决这种疾病的利弊。当我第一次给他们看病时，也提出了和其他专家一样的方案，但家长表达了强烈的不想让孩子做手术的意愿。医者父母心，提出医疗建议是我们医生的专业，而方案决策落在每个人身上，都要依循患者个人的身体素质考虑。综合考虑各方面的因素后，我给他们推荐了血管训练术。我解释了原理，告诉他们这个方案可以换个方式帮助孩子建立侧支循环，恢复血供。

他们也是第一次听说这种治疗方法，但看到是物理治疗，没有风险，也没有副作用，就满口答应了。

回到家里后，全家人都特别配合。这么小的孩子，每天都会坚持做两次血管训练，每年都会来北京医院复查一次。复查的结果一年好过一年，孩子的症状也发作得越来越少了。最近两三年已经完全没有发作过。

后来孩子上初中了，需要到学校住校。家长担心孩子自己没有办法坚持每天训练，还专门带孩子过来北京，就这个问题挂号咨询我。

血管训练效果好的确实都是依从性特别好的患者。我看了看孩子的情况，之前 6 年多的坚持，已经给她打下了很好的基础。从各项检查看，她现在的病情已经非常稳定，大脑的侧支循环也建立得非常好了，以后不用再每天训练，只需要每周训练五六次即可保持住这样的效果状态，住校学习不耽误，健康成长也能兼顾。

家长听后，开开心心带着孩子回家了。

看着这一家人的背影，我心里也十分高兴，毕竟，孩子是一个家庭的希望和未来。

女孩的父母曾激动地对我说："真不敢想象，孩子居然恢复得那么好。我们当初真以为除了做手术别无选择呢！"的确，坚持不做手术这个选择在当时是很不容易的，而选择了血管训练术，是他们对素昧平生的我的一份郑重的信任。孩子今天的健康，真的是医生和患者彼此信任的结果。

我也很欣慰，是血管训练术，让这些不愿意或者不能做手术的患者多了一个新的选择，一份新的希望。

鉴于对烟雾病了解的人并不多，因此关于烟雾病在日常生活中需要注意的事项我也讲一下。

第一，烟雾病患者要注意保证水分充足。

烟雾病本身就有血管供血不足的情况，所以患者一定要注意不能脱水。

比如夏天出了很多汗，一定要多喝水；如果腹泻拉稀很严重的话，也一定要补液补水。因为本来血管供血就不够，再加上脱水，血液就会越来越黏稠，容易引发脑梗死。

我说到的补液，很多人可能会误解为补水。"补液"其实是指补液盐。咱们前面讲过，盐里的钠离子是负责维持血管渗透压的。咱们到了医院挂的是生理盐水，为啥？就是为了让缺的水分迅速补进去，进到血液里。补液盐是一种药品，非处方药，我们在药店里都可以买到。

如果说一时来不及了，可以水里加适量盐喝下去，喝着不难受、没有咸到嗓子不舒服，就是适量。我教给大家一个方法：煮一碗鸡蛋面，连汤带水快速吃下，也能起到同样的补水效果。

千万不能脱水！重要的话再强调一遍。

第二，冬天要注意保暖。

血管对环境也是有要求的，热胀冷缩的道理对血管同样适用。烟雾病患者大脑血管本来就存在不明原因的收缩，如果不注意温度，会加剧病情。

如果烟雾症患者本来一直待在暖和的屋子里，一下子到外面特别冷的环境中，脑血管就可能会痉挛，血管一收缩，血液供不上，也容易引发脑梗死。

第三，营养要均衡。

蛋白质该补充的要补充，千万不能为了爱美减肥而不吃肉。蛋白质摄入不够，人就很容易贫血，一旦贫血，血红蛋白值太低，也容易引起脑梗死。

前面说的那碗鸡蛋面的玄机也在这里：盐有了，水有了，蛋白质也有了，还有了碳水化合物，这么一碗喝下去，是能救急的。

日常饮食中，肉蛋奶要吃够量，这不只是救急的方法，它们所维持的胶体渗透压是可以长期维护血管的。

第四，保持情绪稳定。

有句话叫"气得直哆嗦"，还有句话叫"哭得上气不接下气"。你看，愤怒的时候，悲伤的时候，除了表情会有反应，身体也在跟着你着急，哆嗦、喘粗气都是缺血缺氧的表现。

烟雾病患者本身大脑供血就不足，坏情绪再来加码，那岂不是雪上加霜？

所以，不要经常让孩子大哭大闹，原因就是哭闹时大脑容易缺血缺氧。同样，年轻人也尽量不要让自己陷入特别愤怒的极端情绪里。

第五，要积极预防动脉粥样硬化。

一些年轻的烟雾病患者，随着年纪的增长，很容易患上动脉粥样硬化，因此在生活方式上要特别注意做好预防血管动脉粥样硬化的工作。再往深了说一句，就是要预防高血压、高脂血症、糖尿病等常见慢性病。具体在生活中如何低盐低脂饮食，前面内容中有专门讲述，大家可以回顾、复习。烟雾病患者如果患有"三高"疾病，一定要及时治疗控制，否则本来因为烟雾病血管就不太好，再加上动脉粥样硬化，雪上加霜，控制起来就更加困难了。

虽然目前医学界对烟雾病还在研究和探索中，但万变不离其宗，病因无非就是血管网络的拥堵、血管内部的组织结构变化以及血液成分的改变等。只要我们真正去了解血管，坚持做对血管有益的事情——不以善小而不为，日积月累；不以恶小而为之，防微杜渐，让"自救"速度一直跑赢"自杀"速度——就一定可以获得血管的"长治久安"。

科学训练六要素及特别提醒

血管训练术作为一种无创伤的物理治疗，操作起来也非常简单，主要注意姿势、仪器使用方法和时长频次等即可。

第一，姿势。

可以选择坐姿，也可以躺着，只要整个人放松就好。

在这个过程中，你可以看电视、听音乐，或者闭目养神。

第二，部位。

只能在上肢进行血管训练，严禁在腿部和颈部做训练。

将家用血压仪或者预适应训练仪的加压带套入上臂，注意加压带的位置要尽量靠上，并系紧。

我们现代人普遍的不良习惯就是久坐，但绝大多数人的上肢还是常处于活动状态的，患上肢静脉血栓的可能性比较小，所以在上肢做缺血预适应训练安全系数更高。

有些人可能因为工作或不良生活习惯，长期静坐，也有些人长期卧病在床，这些行为都会压迫下肢，容易造成下肢血液淤积，形成下肢静脉血栓。而此时如果在下肢做缺血预适应训练，可能会造成一些风险，导致血栓脱落，引起肺栓塞。

颈部就属于更加危险的部位，因为脑组织不同于上肢组织，它对缺血缺氧极度敏感，只要缺血数分钟就会出现不可逆的损伤，所以严格禁止在颈部做训练。

第三，时长。

血管训练每次总时长为 45 分钟。在这 45 分钟里，患者需要充气阻断血流 5 分钟，再放气恢复血供 5 分钟，以此类推，循环操作。

注意避开饭前、饭后和剧烈运动前后。因为这些时间段患者的血压、心率、消化系统和运动系统未达到相对稳定的状态，此时进行训练可能疗效欠佳。

第四，频次。

一般来说，每天至少两次，早一次，晚一次。

有的患者急于求成，总是会问我们："每天多练几次，是不是好得更快？"

这种思路一定要摒弃，凡事过犹不及。训练频次不是越多越好，过度低氧并不能增加获益。每天训练 2～4 次，效果最好。太多或太少效果都不太好。

第五，周期。

血管训练术的训练方式非常简单安全，需要长期坚持。

不管是患者治病、亚健康者防病，还是健康者锻炼保养血管，血管训练术都是很好的选择。

血管训练术配合血管日常养护方法，日积月累，长期坚持，才会产生较好的效果。

第六，不良反应。

血管训练术非常安全，目前世界范围内并没有因血管训练治疗出现明显不良反应的相关报道。

在训练过程中可能会出现与加压带接触的皮肤有血点或瘀斑、手臂麻

TIPS

1. 禁忌人群

存在上肢不稳定性动脉斑块或者上肢骨折等情况的人群，需要在上肢原发病治愈之后方能进行训练。

2. 血管训练术不能替代用药和复诊

一定不能因为训练后感觉症状缓和就自行减药、拒绝复诊，这个方法不能替代药物治疗和医生看诊。

抗血小板聚集药物如阿司匹林、氯吡格雷，他汀类降血脂药物等仍需按医嘱照常服用，高血压患者和糖尿病患者也需要在医生指导下，根据血压、血糖情况调整药量，保持定期复诊。

木等现象。这些情况可能导致人紧张，从而引起心慌、恶心等症状，但随着对训练术的习惯，上述症状会逐渐减轻。

训练时加压带外压导致的少量淤斑，不会影响治疗效果，我们建议训练时在加压带下面垫棉毛巾。

如果上肢皮肤出现分散的小出血点，建议每天摄入 1 片维生素 C，多食绿色蔬菜，暂停 2~3 天后再恢复训练。

表 17　血管训练术使用说明

训练姿势	坐、躺，保持放松
训练部位	上肢 √
	腿部 ×
	颈部 ×
训练时长	每轮阻断血流 5 分钟、恢复血供 5 分钟，每次训练总时长为 45 分钟，反复 5 轮 √
	进餐前后、剧烈运动前后进行血管训练 ×
训练频次	每天 2 ～ 4 次 √
	每天 8 ～ 10 次 ×
	每天 1 次 ×
训练周期	预防、治疗血管病的人群均可长期坚持

续表

不良反应	世界范围内暂无明显不良反应报道	
	与加压带接触的皮肤出现血点、瘀斑，手臂麻木	加压带下垫毛巾 √
		过度紧张、恐慌 ×
	上肢皮肤出现分散的小出血点	每天摄入 1 片维生素 C，多食绿色蔬菜，暂停 2~3 天后再恢复训练 √
		过度紧张、恐慌 ×
其他注意事项	上肢原发病人群，需治愈之后再进行训练	
	严禁在颈部和下肢进行训练	
	频次不是越多越好	
	血管训练不可代替用药和复查	

后　记

　　世界归于自然，自然创造了人类。作为自然界中一大奇迹，人体复杂的构造和深邃的思维都让人惊叹。人类所有的进化、发展都依赖自然，不管是阳光、土壤、水资源、动植物，还是其他，都是人类依赖的对象。而人类很多的发明创造，也是在研究和学习自然时得到的。

　　飞行器是通过研究鸟类飞行发明的，四足机器人是通过研究动物行走发明的。就拿我所在的医学领域来说，准确率高到快赶上影像科医生的人工智能阅片算法背后，也是对大脑神经元之间连接的研究，没有大脑神经元网络，神经网络算法没法无中生有。

　　我和我的团队，也学习了自然，模仿了自然，从自然中受益，进而将这种智慧应用于我国居民第三大致死疾病、心脑血管疾病链条顶端的疾病——脑卒中。

　　"脑梗死""脑出血""脑溢血""脑缺血"这些词其实都在某种意义上代表了脑卒中，指的是大脑血管突然破裂或者因为血管堵塞导致血液不能流入大脑，进而引起的一种脑组织损伤。我们都知道血液里含有人体细胞需要的氧气和营养物质，没有了这些物质的支持，细胞就容易发生死亡。

大脑尤其金贵，对缺血缺氧最为敏感。缺血缺氧15秒，人就可能昏迷；2～4分钟，大脑无氧代谢停止，不再产生能量；4～6分钟，脑内原有的能量（ATP）消耗殆尽，所有需要能量的代谢活动停止，最终出现不可逆的脑损伤；缺血缺氧10分钟左右，就可出现脑死亡。在许多国家，脑死亡已经成为宣布人死亡的依据。

目前对于脑卒中的预防措施，还停留在原发疾病的治疗和危险因素的预防上。比如原来有动脉粥样硬化、血管炎、房颤等疾病的患者要积极治疗。此外，像"三高"人群——高血压、高脂血症、高血糖患者，都需要好好控制这些危险因素。

但这显然是不够的，医学的未知太多，要不断寻求突破。

1963年，我国著名生理学家、神经生物学专家吕国蔚教授研究发现：低氧条件下，机体器官组织为维持机体内环境相对恒定会发生一系列的积极反应，他将这种现象理解为机体组织细胞的一种"获得性耐受"，并就此提出低氧预适应的组织细胞机制，即低氧预适应的概念。

这是零的突破。

1986年，美国学者Murry在研究犬心肌缺血模型时，发现阻断冠状动脉5分钟后再灌注5分钟，反复4次之后可使阻断冠状动脉在40分钟内所致的心肌梗死范围比对照组减少75%。

这为我们提供了临床操作依据。

1990 年，日本科学家 Kitagawa 及同事发现，短暂、轻微的脑缺血可以对 2 天后发生的更加严重的脑缺血产生保护作用。

这再次给我们启发。随后，国内外学者开始了证明缺血预适应神经保护作用的研究。

1993 年，美国学者 Przyklenk 发现心脏内一支血管供血区域组织的短暂缺血会诱导另一支血管供血区域组织的缺血耐受，于是提出了"心肌远隔缺血适应"的概念。

"远隔"概念诞生了。这意味着其他部位的缺血预适应训练，也可能会对脑组织产生保护作用。

后来，我们就在患者的双侧上肢开始进行缺血训练。为此做了大量的临床研究，探究它的安全性以及治疗效果。

结果可喜可贺，这种造成局部短暂缺血的训练方法，安全可行。此法通过对双侧上肢进行反复、短暂、无创性缺血训练，激发我们人体的内源性保护；通过神经、体液、免疫调节通路，让身体在自身产生保护性物质的同时，调节细胞的反应；通过脑部小血管新生及微血管重塑，促进侧支循环的形成，改善脑部供血；通过缺血预适应训练增加脑组织对缺血缺氧的耐受力；通过减轻缺血缺氧引起的脑细胞损害及凋亡，进而降低脑卒中风险，减轻脑卒中症状。

目前这种方法，已经写进《远隔缺血适应防治缺血性脑血管病中国专家共识》和《远隔缺血适应治疗缺血性卒中国际专家共识》，在北京、辽宁、河南等省市进入医疗收费系统和（或）医保目录。

历经 60 年发展，由此研发的发明专利，也在 2021 年获得国家科技进步二等奖。

我想说的是，相比于药物，这是一种更加绿色的方式，我相信这也是更加尊重人体自然能力的方式。激发身体产生物质治愈自己的疾病，看似离医学很远，却又回归了本质。在此基础上，配合同样自然而科学的饮食方案、顺从身体的科学运动，长此以往，我想大家都将感受到自然的力量。

人体很神奇，自然充满奇妙，观察自然，顺势而为，愿健康美好在我们每个人手中。

本书所有版税费用将捐赠给北京脑血管病产业技术创新战略联盟，支持国家卒中防治百万减残工程。

吉训明

2023 年 6 月

参考文献

1. 赵文博，李思颉，吉训明 .《远隔缺血适应防治缺血性脑血管病中国专家共识》解读 [J]. 中国脑血管病杂志 ,2021,18(9): 585−589.

2. ZHAO W, MENG R, MA C, et al. Safety and Efficacy of Remote Ischemic Preconditioning in Patients With Severe Carotid Artery Stenosis Before Carotid Artery Stenting: A Proof−of−Concept, Randomized Controlled Trial [J]. Circulation, 2017, 135(14): 1325−1335.

3. JOVIN T G, LI C H, WU L F, et al. Trial of Thrombectomy 6 to 24 Hours after Stroke Due to Basilar−Artery Occlusion [J]. The New England Journal of Medicine, 2022,387(15): 1373−1384.

4. CHEN H S, CUI Y, LIU X Q, et al. Effect of Remote Ischemic Conditioning vs Usual Care on Neurologic Function in Patients With Acute Moderate Ischemic Stroke: The RICAMIS Randomized Clinical Trial [J]. JAMA, 2022, 328 (7): 627−636.

5. HOU C B, LAN J, LIN Y N, et al. Chronic Remote Ischemic Conditioning in Patients with Symptomatic Intracranial Atherosclerotic Stenosis

(the RICA Trial): a Multicentre, Randomised, Double−blind Sham−controlled Trial in China [J]. The Lancet Neurology, 2022, 21(12): 1089−1098.

6. WU S M, WU B, LIU M, et al. Stroke in China: Advances and Challenges in Epidemiology, Prevention, and Management [J]. The Lancet. Neurology,2019,18(4): 394−405.

7. HAYAKAWA K, ESPOSITO E, WANG X, et al. Transfer of Mitochondria from Astrocytes to Neurons after Stroke [J]. Nature, 2016, 535(7613): 551−555.

8. 杨月欣，王光亚，潘兴昌 . 中国食物成分表 [M]. 2 版，北京 : 北京大学医学出版社 , 2009.

9. 吕国蔚 . 缺氧预适应：一种缺氧防治的新理念与新策略 [M]. 北京 : 北京大学医学出版社 , 2005.

10. 潘世宬 . 病理生理学进展（一）[M]. 北京 : 人民卫生出版社 , 1963.

11. 中国营养学会 . 中国居民膳食指南（2016）[M]. 北京 : 人民卫生出版社，2016.

12. 中国营养学会 . 中国居民膳食指南（2022）[M]. 北京 : 人民卫生出版社，2022.

13. PRZYKLENK K, BAUER B,OVIZE M, et al. Regional Ischemic 'Preconditioning' Protects Remote Virgin Myocardium from Subsequent

Sustained Coronary Occlusion [J]. Circulation, 1993, 87(3): 893−899.

14. ZHOU D, DING J, YA J Y, et al. Remote Ischemic Conditioning: a Promising Therapeutic Intervention for Multi−organ Protection [J]. Aging. 2018, 10(8): 1825−1855.

15. SACCARO L F, ALBERTO A, MICHELE E, et al. Remote Ischemic Conditioning in Ischemic Stroke and Myocardial Infarction: Similarities and Differences [J]. Frontiers in Neurology, 2021, 12: 716316.

16. LIU L, WANG D, WANG K S, et al. Stroke and Stroke Care in China: Huge Burden, Significant Workload, and a National Priority [J]. Stroke, 2011, 42(12): 3651−3654.